生病一定要吃藥嗎？

逆轉慢性病，不藥而癒

江守山 著

目錄

第二部 【演化毒物學】

原來我們還不適應這些食物

下冊內容預告：青春痘、便祕、感冒、減重、護眼、護聽力、兒童成長、男女更年期、肌少症、關節炎（退化性關節炎、類風濕性關節炎）、白內障、失智症、阿茲海默症、過動症、遲緩兒、焦慮、攝護腺癌、乳癌、子宮內膜異位。

作者序

疾病要從根本控制與調整，才能擺脫藥物人生

人活著難免有病痛，而病痛難逃藥物治療。相信大部分的人都是這樣想的吧？台灣人用藥量有多巨量，數字會說話。根據衛生福利部的調查發現，二〇一八年國人光是用藥費用支出金額就高達約一千六百億元，占健保支付費用總額的四分之一。

有學過藥理學的人都知道，在這世界上沒有任何藥物不具有副作用，而副作用可能引起藥害問題。我不否認藥可以治病，但我們更不能輕忽的是藥也可能「致病」。所以藉著此書，我想拋出的問題是「生病，一定只能吃藥治療嗎？」

台灣在二〇一八年就已經達到世界衛生組織定義的高齡社會，而高齡社會中常見的健康問題莫過於慢性疾病，其中又以「三高」（高血壓、高血糖、高血脂）為首。我相信正在翻閱此書的您身邊一定不乏為此長期吃藥治療的

朋友，甚至您也是其中之一。

實際上，我認為治療應該循序漸進，先找出造成疾病的原因，再針對病因來決定改善的方式才是；而醫師的判斷依據也應該與時俱進，切莫抱著傳統舊思維不拋。例如：如果引起高血壓的原因是飲食與肥胖，那麼應該要調整飲食、控制體重，而不是立刻吃降血壓藥；又如引發高膽固醇的主因是體內發炎，應該要找出導致發炎原因，不可盲目降膽固醇。

另外，我長期大量鑽研國內外醫學研究發現，藥物並非改善疾病的唯一選擇，而我門診中也有不少患者不想長期與藥為伍，接受了非藥物治療而獲得良好改善，這些在書中我也樂意與大家分享。隨著資訊的發達，有越來越多醫學報導可參考，這無疑是一種幸福。

唯獨要特別提醒的是，任何一種治療方式，都存在著個體差異；任何一種研究結果告訴我們的，都是合理量的結果，我們不能自行發揮延伸，認為吃越多越健康。總之，不論是治療方式、攝取量等都需要接受醫師專業的診療、判斷與諮詢。因此，當身體發出警告訊號，建議還是要看醫生，了解身體的現狀後，再選擇您願意嘗試的治療方式與醫師們好好配合，努力恢復健康狀態。

長期在前線的十多年經驗，讓我接觸數以萬計「吃很多藥卻還是難逃藥罐子人生」的案例，我希望各位讀者能透過這本書重新檢視自己的疾病治療、身體保健觀念。

我們常說藥物治標不治本，每一種疾病都有其造成原因，那才是「本」。從根本控制、調整，就有機會幫助患者擺脫藥物人生，追求真正的健康。我想這是我對自己的期許，也是身為醫師的責任與義務。

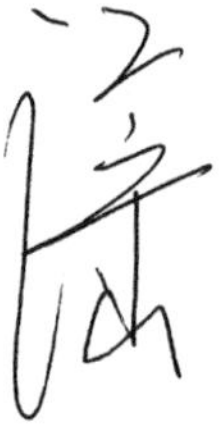

從內科到腎臟科，我依然秉持初衷，為大家的健康把關

每回與患者閒聊、開心送他們出院時，患者家屬們或患者們總會問我「江醫師，你是不是從小就立定志向當醫生救人？」

我記得，在我們那個年代，小時候寫作文時，一定會有「我的志向」這個命題。那時候大家的理想都相當宏大，總統、太空人、老師、企業家、醫師……只不過坦白說，「醫師」這個志向沒在我的作文中出現過。一直到建中高二升高三面臨選組抉擇，這念頭才浮現。

其實四十多年前的我，就像現在大部分的高中生一樣，對於未來、大學生活依舊懵懵懂懂，之所以選擇醫學系主要原因有二，一是因為我從小就是個藥罐子，四歲左髖關節壞掉、國一又得了甲狀腺機能亢進，過程中阿嬤及其他長輩對我呵護備至，那時候他們都已經超過七十五歲，希望在他們有生之年我能有照顧他們的機會。二則是我觀察到班上有不少人被父母強迫選擇醫學系，我心想天下父母心，爸媽總是希望孩子能過得更好，父母經歷了人生

歷程後所提供的建議應該不至於太差。因此，再三思考後，我便投考了醫學系，最終成為一名醫師。

從內科到腎臟科，奠定全人醫療實力

許多人對我的認識應該是一名腎臟科醫師，實際上我曾在內科待過，負責第一線的跨科鑑別診斷，我想除了醫學院那幾年紮紮實實的訓練外，內科經驗更是為我打下全人醫療基礎功不可沒的功臣。畢竟內科的患者不分男女老幼，什麼樣年紀、性別都有；病症不論內外輕重，全身上上下下患處情況輕微或嚴重都可能發生，而我都需要第一時間提供協助。若有少見或難治的疾病也要精準判斷該轉診到哪個專科。

而腎臟科幾十年的經驗與磨練，更讓我功力大增並累積更多實力。腎臟科依照字面上來看，就是處理和腎臟有關的問題。然而許多常見疾病如糖尿病、心血管疾病、高血壓、痛風……等控制得好壞與否，以及飲食健康與否，皆會影響腎臟的健康狀態。另一方面，腎臟除了代謝廢物毒素之外，還包含調節電解質平衡、刺激骨髓製造紅血球、幫忙調解高血壓……功能。

也就是說，腎臟和全身各處、飲食保健、環境都有著「剪不斷理還亂」的緊密關係，處理腎臟問題必須考慮得更廣、更深、更全面。我常說腎臟科是「沒有腎臟的一般內科」，因為腎臟科患者所服用的每一顆藥物，都需要醫師依照不同腎臟指數親自調整，加上患者腎臟功能受損不佳，用藥的判斷考量也需要更謹慎。所以腎臟病人的任何問題幾乎都被丟回腎臟科自己處理。也因此我養成時時關注各科醫學藥物進展的習慣，對醫學新知的涉獵腳步從不停歇，對於人與疾病之間的關係也有更深一層的了解與剖析。

是藥三分毒，台灣洗腎率居高不下

其實我一直認為「見樹不見林」是目前現代醫學很大的問題，在診間也曾遇到患者對著我說：「江醫師真的很感謝你，因為你我才能順利減藥，不然我的藥包都好大一包，吃藥都吃飽了！」的確，「頭痛醫頭腳痛醫腳，哪裡痛就開治療那個器官的藥物」的這種醫療概念，總是讓大眾領了一堆藥回家。

然而，我覺得比較理想的醫療執行應該是診治「生病的人」，而不是「生病的器官」。就好比面對一個高血脂患者，醫師不應該只專注於開降血脂藥物讓膽固醇數值下降，而忽略史他汀類藥物（降血脂藥物）可能提高白內障風險，導致患者面臨另一個新疾病困擾。相反的，醫師應該先抽絲剝繭，試圖找出致病主因，並透過其他飲食、生活模式等調整指引，幫助患者追求真健康才是。

上述這樣的念頭在我的行醫過程中越來越強烈。大家知道嗎？在台灣尿毒症的患者數量龐大，望著陸續來洗腎室報到的病人，「到底怎麼做才能拯救大家的腎？停止洗腎的惡性循環」這問題始終盤據在我腦中。

吃對了，就可以輕鬆逆轉慢性病

有一天瀏覽國外期刊時碰巧讓我看到一篇研究，內容指出有吃魚習慣的糖尿病患者，比沒有吃魚習慣的糖尿病患者們，最終面臨洗腎的機率將大大降低，只有前者的四分之一！這研究看得我熱血沸騰，因為它明明白白揭示了「飲食控制比藥物更有效」這個事實。往後我便將更多關注放在食物、環境與健康關係上，我深深相信「不論是疾病或者健康，都是吃出來的」。而我對自身的期許也從治癒疾病轉而變成為大家的健康把關。

因為個性使然再加上興趣廣泛，我的觸角慢慢從醫師開始伸及其他領域。不可諱言這讓我招致了不少側目。對於這些批評我倒是坦然處之，我想做有意義的事難免得罪人，是吧！我心中自有一把尺，凡事問心無愧、不違背初衷即可。而我的初衷就是幫大家把關健康，一如此書。

生老病死是一切生物的客觀規律，生而為人的我們也避免不了。我們追求健康，也對抗各種大大小小疾病。《生病一定要吃藥嗎》是這系列的第一本，在接下來的第二本書中，我將會提到「青春痘、便祕、感冒、減重、護眼、護聽力、兒童成長、男女更年期、肌少症、關節炎（退化性關節炎、類風濕性關節炎）、白內障、失智症、阿茲海默症、過動症、遲緩兒、焦慮、攝護腺癌、乳癌、子宮內膜異位」。書中沒有太多艱澀的醫療專業術語，大家能輕鬆閱讀；內文中提到的各種保健方式，也都能在生活中簡單落實。願各位讀者在追求健康、治療疾病的過程中，能帶著足夠的知識，用比較理想、自然的方式找回健康。

前言

不要急著找藥吃

「愚者畏果、智者畏因。」

我們該害怕的不是生病這結果，該害怕的是導致生病的原因，避開這些原因，才是追求健康的不二法門。

01

不斷餵病人吃藥是一門好生意

「生病了，該怎麼辦？」若在台灣拋出這問題，我想得到的答案不外乎「生病了看醫生呀」、「吃藥囉」、「不舒服不能拖，要及早檢查治療」……等等的回應。

長期受到西方醫學影響，「生病了就吃藥」在絕大多數台灣人的觀念中，似乎是理所當然的處置方式。很多人一生病的立即反應，不外乎是找醫生開藥治病。

在我門診中病人坐下後開口的第一句話也常見：「江醫師，我〇〇不舒服，可以開藥給我吃嗎？」就算不掛號不看醫生，也會到藥局自行購買成藥服用。

總之，所有人不約而同的相信：「藥物能治療疾病」，因此利用「藥物」來恢復「健康」，成了必要手段，而且幾乎是首選。我們來一起看看幾個數據，就知道台灣人有多常看醫生、用藥量有多兇了。

- **根據健保局二〇〇九年公布的統計資料，國人平均一年看診高達十五次，是美國的五倍。不僅如此，台灣人看診平均每張處方藥品約四・二項，是美國的兩倍。換句話說，我們每看一次醫生，領到比美國人多兩倍的藥物。**
- **二〇一二年中華民國藥師公會理事長李蜀平表示，台灣人用藥量是美國的七・七倍。**

我們必須面對的真相是：其實，部分藥物是無效治療！會有這樣的情況，我想這與社會對西方醫學的信任，以及全民健保密切相關。

醫學研究發展迅速，我們有目共睹，而且透過各種電子媒體傳播，台灣人很輕易地就能獲得藥物相關新知以及藥物療效，配合政府相關衛教宣導，在在強化大眾就醫吃藥對抗疾病的行為模式。

再者，台灣全民健保 CP 值之高眾所皆知，和許多國家相比，台灣健保不僅保費親民，給付層面也相對周全，這讓諸多他國人民羨慕不已，絕大多數的台灣人對於自家健保制度也感到驕傲。

但台灣健保制度的設計，讓醫院能夠透過採購議價取得藥價差，讓使用藥物成為很好的生意模式，在追求利潤的前提下，創造不斷回診的需求，是目前不爭的事實。

台灣人用藥是美國七倍多，門診結果達標率卻很低

不知大家是否想過，醫療科技進步研發出更厲害、更有效的醫療方式及藥品，照理說臨床醫治上應該更游刃有餘，更有效率？結果並不如預期！

全民健保的建立，讓所有人不論生、老、病、死，都獲得妥善照護，不因經濟狀況、大小病而有所區別，照理說大家應該要更健康，結果並非如此！

在台灣的實際狀況是如何呢？以三高（高血糖、高血壓、高血脂）為例，在美國看了醫生之後門診達標率為十三•二%，在台灣卻只有四•一%。然

而，台灣用藥量卻是美國的七・七倍（見圖0-1、圖0-2），試問這些藥物真的有幫助我們治療了疾病，帶來了健康嗎？

再提供一個數據讓大家思考一下，二〇一三年美國梅約診所曾發表一項研究，指出「四十％現行的醫療措施和藥品是無效的」①；二〇〇七年《Clinical Evidence Handbook》（英國醫學期刊證據醫學中心臨床手冊）也指出「所有的藥物及治療只有十三％確定有效，二十三％可能有效，其他沒有證據顯示有效。」用藥嚴謹的歐美國家都有如此嚴重的無效醫療問題，相信台灣的情況絕對不亞於他們。

乖乖牌病人，不見得會變得健康

我是醫科背景出生，接受西方醫學教育長久洗禮，但幾十年的行醫經驗，卻讓我不斷思考生病看醫生、吃藥、回診、檢查、追蹤的效果與必要性，並

① 美國梅約診所，2013:88:790-8

深深思忖西醫見樹不見林，頭痛醫頭、腳痛醫腳的缺失。

在腎臟科，我碰過許多腎臟病患者合併其他如高血糖、高血脂、高血壓等疾病，他們各個都是聽話的病人，定期回診、追蹤、吃藥，但健康依舊沒起色。

甚至，我透過長期臨床經驗發現一個弔詭的情況：尿毒症患者膽固醇高的人存活率比膽固醇低者還高出不少（本書第一三八頁有更多我對膽固醇獨特看法、研究證據與臨床觀察）！但現行的醫療觀念與做法卻是膽固醇高，就應該要吃藥降膽固醇。這些層出不窮的醫療臨床個案，驅使我不間斷吸收醫療新知，並對過去所受教育進行一次次思辯。

我不是全盤否定西方現代醫學，也並非告訴大家生病了不需要看醫生、不需要吃藥，而是想請大家一起想想，每次看診後拿在手上的那包藥是治標？還是治本？想恢復健康、改善身體不適，只能靠吃藥嗎？藥物真的都能幫我們對抗疾病，恢復健康，沒有帶來任何我們不想要接受的副作用嗎？

圖 0-1：美國三高達標率

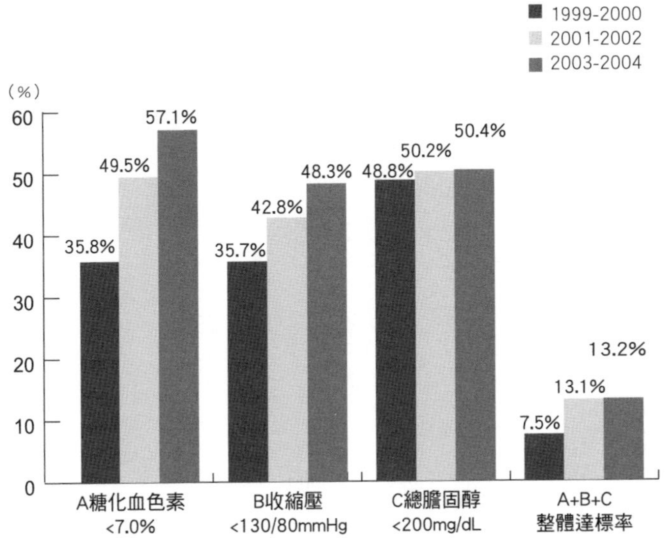

*Individuals achieving goals for hba1c blood pressure and total cholesterol

圖 0-2：台灣三高達標率

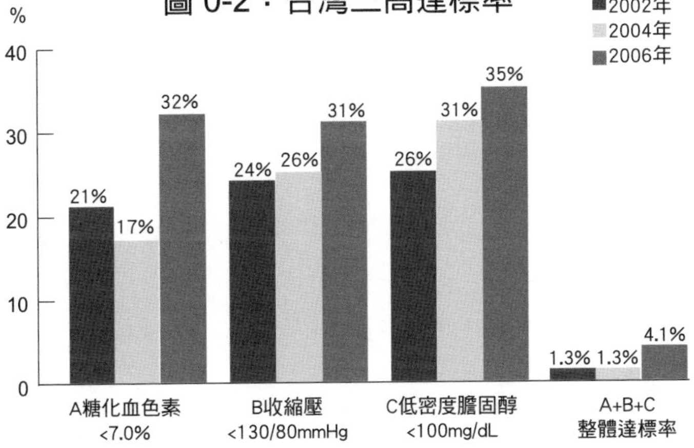

*TADE(Taiwan Association of Diabetes Education) surver 2002-2006

02

吃藥治病，還是吃藥致病？

一直以來，我們接受到的觀念就是「藥物能治病」。然而，行醫中所碰到的諸多案例，卻讓我看到另一個現象：「吃藥也會致病」。

醫療行為越多，身體付出代價也越多

●案例一：六十多歲的尿毒症患者，腎與心卻每況愈下

我有一個六十多歲的男性病患，他有尿毒症，及心臟問題，長年都在對抗著這些疾病，用藥量可想而知。但他光是心臟病就做了七次冠狀動脈介入治療、六個支架，總被

我促狹笑稱「賽登輝」。無奈的是，這些療程並沒有維持他的生活品質。

試問倘若光靠藥物治療就能對抗疾病，為什麼心臟病還會一直發作？心臟問題依舊層出不窮？最後腎臟功能越來越差，尿毒症都找上他？或許你會認為上述例子最多只能說藥物治療效果不盡如人意，不能證明吃藥致病。那麼，且再聽聽我身邊的兩個實例。

●案例二：健康檢查出高血脂，吃藥控制反而罹患白內障

我有一個同學是某連鎖店老闆，在忙碌於事業之餘，每年一定定期抽空前往台大醫院進行健檢。由於他相當注重健康，生活飲食有所節制，身體控制還不錯，每年的健康檢查報告都安全過關。

然而，就在三年前他被檢查出高血脂，於是在醫師指示下他開始服用常見的史他汀（Statins）類降血脂藥。九個月過後，他發現自己視力嚴重退化，經過檢查確診雙眼白內障，最後只能動手術裝置人工水晶體（他也是我們班上第一個開白內障的人）。

我的朋友納悶不已，他表示自己生活模式、飲食習慣皆沒有任何改變，前

一年的眼睛檢查醫師還告訴他一切正常，他不解白內障到底怎麼發生。聰明如你應該猜到原因。沒錯，根據研究顯示使用史他汀類藥物，會提高白內障風險。

●案例三：傷口好不了到想見佛祖，原來是高血壓藥物惹的禍

另一個例子是我公司的徐總經理，他媽媽患有老人常見疾病——高血壓與高血糖。老人家是個很聽話的病人，長期回診、按時服藥。但最近一直有個問題困擾著她，困擾到甚至讓她氣餒說出「不想活」。

原來，徐媽媽的腳有個小傷口，破了一個洞，在內湖某醫學中心整形外科換藥治療了六個月還是無法收口。每次回診醫師都會特別叮嚀她：不能碰水。所以洗澡的時候，徐媽媽不僅會將傷口包紮好，每回還得請外籍看護幫忙抬高，以免被水潑到。但傷口就是遲遲不好，未見起色。醫師直言判斷：「妳就是一直碰水，傷口才會一直不好！」徐媽媽覺得委屈極了，某天對著兒子嚷嚷要去見佛祖。

徐總經理傷透腦筋，於是將情況完整描述給我聽。全盤了解後，我判斷徐

媽媽傷口一直不會好的原因，和高血壓用藥有關。徐媽媽服用了高血壓用藥後，高壓維持一百二十毫米汞柱（mmHg），低壓卻只有四十五毫米汞柱（mmHg）。如此一來，身體無法輸送足夠的血液和營養到腳，傷口自然好不了。

我請徐總經理暫停媽媽的高血壓用藥，讓她吃九十毫克的輔酶 CoQ_{10}，結果高壓維持住了，低壓來到七十五毫米汞柱（mmHg）。接著，我再讓徐媽媽用蜂蜜擦塗抹傷口，利用蜂蜜能抑制細菌，促進上皮細胞組織增長的特性來改善傷口。

果不其然，一個星期後傷口癒合了，徐媽媽再也不鬱卒。爾後，徐媽媽繼續服用輔酶 CoQ_{10}，還發生了一件讓她開心的事：原本滿頭白髮的她，竟然長出灰髮了！看來輔酶 CoQ_{10} 恢復毛囊功能的效果，在她身上表現良好。

讓我們回到徐媽媽的傷口，糖尿病患者傷口的照顧本屬不易，有概念的人大概都知道。徐媽媽為了治療高血壓，使用高血壓用藥，結果導致傷口一直好不了。

先不論慢性傷口所引起的行動不便，對患者造成多大的身心壓力，以及照護需付出的人力、時間、醫療支出等沉重的負荷，光是傷口持續感染，可能面臨截肢就夠令人傷腦筋。

這種顧此失彼的現象，也是一種藥物造成其他疾病或問題的典型。堅持用藥降血壓，真是最好的選擇嗎？

過度用藥和治療，無法保障反而有害健康

我們在上一段說過，台灣人看診平均每張處方藥品是美國的兩倍。治療達成率卻遠不及美國。為什麼呢？

以三高為例，在美國當第一次確診時，除非你的檢驗數值高過標準值太多，醫師判斷可能較容易導致立即的危險，否則醫師會請你先透過生活型態調整、改變飲食等方式來恢復健康。台灣則通常是醫師告訴你：「最好馬上吃藥控制，不然血管受到破壞，身體的各主要器官都會產生很多不可逆的傷害……。」最後就是大家領著藥回家，開始吃藥人生。

根據行政院主計處調查，台灣二〇一八年的家庭消費支出結構，若按消費型態來區分，醫療保健花費占十五・八五％，食品飲料及菸草占十五・五六％。這代表我們每一百元的花費，有十六元用在看病吃藥，和用在吃飯、菸草的花費一樣多。

然而，時光倒回二十年前，一九九八年台灣人用在醫療保健的花費占十・二五％，食品飲料及菸草占十八・九六％；若再退二十年，來到一九七八年，台灣人用在醫療保健的花費僅占四・七四％，食品飲料及菸草占四十二・一％。

隨著醫療進步，我們花在吃藥的費用上卻逐步攀高，大家會不會覺得有些匪夷所思呢？

又倘若利用「藥物」恢復「健康」是百分之百肯定正確，藥物真的可以解決所有問題，那為什麼掛號、住院的人沒有一天比一天少，醫院經常一床難求，門診總是門庭若市，而不是門可羅雀呢？

改善健康，我們的選擇還有很多

台灣實在有太多無效醫療、過度醫療。俗話說是藥三分毒，藥不是不能吃，但藥吃太多會有承受不了的副作用和致命的危險。想改善健康的方式有很多，吃藥只是其中一種方式，它的排序不應該在這麼前面。

我認為當生病了想重拾健康，首先應該要試圖找出導致疾病的原因，逐一調整飲食、生活習慣，若情況仍未改善，再考慮藥物治療。

打個比方來說，當被診斷出高血壓時，應該先檢視自己的體重、飲食、生活習慣。老菸槍要先戒菸；有肥胖問題者先減重；飲食需要降鹽、多魚少肉……，做好自我健康管理，並做到每天測量血壓。倘若控制情況仍舊欠佳，則再進一步檢查腎臟、內分泌，以排除次發性高血壓問題。上述步驟努力過後，證實血壓仍然降不下來時，再接受藥物治療才是比較理想的順序。

我常說：「愚者畏果、智者畏因。」我們該害怕的不是生病這結果，該害怕的是導致生病的原因，避開這些原因，才是追求健康的不二法門。

當然，生病了也不要過度擔憂害怕，想想看自己接觸了哪些致病因子，從根本解決原因就好。

第1部

生病的一百種原因

因何致病比治病更重要

過度依賴現代醫療，讓大家失去趨吉避凶的本能，還進一步讓大家有恃無恐，不斷傷害自己的健康。

西方醫學之父希波克拉底曾說過：「疾病的療癒，是透過自身的自癒力，醫生只是從旁協助而已。」

01

誰主宰著我們的健康？

曾經在一場聚會中，有朋友提出：「我們身體到底誰當家，誰主宰著健康？」

「細胞」、「當然是大腦」、「腸胃道也很重要」、「那還用說，我就是我自己的主人啊！」記得在現場各式各樣答案滿天飛。現在我也想問問大家，你們的答案是什麼？

在與各位談健康這個大議題之前，我想先讓大家建立一個很重要的觀念，那就是：身體的機能與健康，其實是由全身細胞、體內外細菌、食物、環境共同建構而成的。

也就是說，實際上我們身體的健

康受到各個層面的影響，從細菌、食物、環境等等每一環節，都是環環相扣的。首先，我們先來談談細菌。

體內細胞三十兆，細菌卻有四十兆

我們的人體有三十兆個細胞，因此人們常說身體是一座很奧妙的細胞工廠，不同的細胞負責不同的工作項目，胃細胞負責消化吸收；肝細胞負責解毒、排除廢物、儲藏營養；肺細胞負責氣體交換；免疫細胞負責抵抗外來病毒……。確實，細胞是構成身體的最基本單位，他們各司其職幫助我們維持身體功能，想要追求健康就必須好好照顧它。

但你知道嗎？在人體中有一種物質數量比細胞更多，那就是細菌（微生物）。

我們人體中有四十兆個細菌與我們共生，這些細菌打從我們呱呱落地起，就大舉入侵身體各個部位皮膚、口腔、鼻腔、生殖道、腸道……，都能發現它的蹤跡，其中腸道可說是細菌的基地，約莫有九十％的細菌定居在腸道。

那麼細菌有什麼作用呢？細菌能調節免疫、避免過敏、保護腸道、製造維生素……，甚至能幫助我們修復受損的生理機能，並降低死亡率。

二〇一八年十月國外期刊《Circulation》（循環）刊登了一篇中研院的研究。他們所進行的實驗是透過連續給老鼠施打較強且廣效的抗生素，接著使老鼠變成有心肌梗塞的狀態。實驗發現那些腸胃道菌落被清除的老鼠，發生心肌梗塞後十天死亡率達到百分之百，一旦把施打的抗生素減少，死亡率就等比降低。

這個研究證實使用抗生素會導致菌相失衡，影響免疫系統修復功能，使得心肌梗塞死亡率大增。這個研究也同時發現，如果結合「乳酸益生菌」療法，則可幫助心臟受損後的修復功能。

中研院的這個研究，清楚說明二件事，第一、抗生素會導致菌相失衡；第二、細菌對維持身體健康的重要性。大家不妨想想，為了治療疾病或改善不適，我們服用過多少抗生素？又這些抗生素對身體帶來了哪些你看不到的影響？

長期演化，我們學會和低毒微生物和平共處

「好菌有益健康，這我懂。但壞菌呢？都說是壞菌了，難道我們不應該消滅他們嗎？」閱讀至此，或許你會這麼想。

答案是：不論體內體外的壞菌，我們都不需要用刻意、強烈、積極的手段消滅它們。誠如前段所提，人體是一座精密又奧妙的化學工廠，在人類演化的漫長歲月中，我們早已習慣與一些壞菌、低毒的微生物共生。

我們的免疫系統在與它們不斷交手接觸的過程中，學會慢慢約束自己的攻擊性，甚至還要依賴這種接觸來讓自己正常運作。不論好菌、壞菌都是共生已久的老朋友，一味遠離、消滅那些共生已久的老朋友，會招致免疫系統自我平衡與調節的失控，對外來刺激過度敏感，失去正確判斷與反應的能力。

結果就是只要一點小刺激出現，免疫系統就不分三七二十一使出核武威力等級的強大武力來應對，不僅小題大作，砲火還經常殃及自己，可謂得不償失。實際上，有許多研究證實：過度避免與細菌接觸，反而容易引發過敏反應。

●鐵證一：過敏體質檢測發現 Amish（艾美許人）兒童只有七％，但附近兒童高達三十三％

二〇一六年《New England Journal of Medicine》（新英格蘭醫學雜誌）刊登了芝加哥大學以及伊利諾州的亞岡國家實驗室的研究結果①。研究者分別針對二組兒童進行過敏測驗，一組是七到十四歲的三十名 Amish。這是一群住在美國賓州、伊利諾州的特殊族群，從一七二〇年開始一直使用原始的耕作方式生活。另一組則是附近社區的三十名兒童。

他們發現 Amish 兒童的居家環境暴露在比較多的塵蟎、蟑螂、寵物中，而周邊小朋友的居家環境相對乾淨許多。但是，Amish 兒童氣喘的比例只有五％，而周邊社區兒童氣喘的比例高達二十一％；Amish 兒童在過敏測驗中，只有七％驗有過敏體質，但附近社區兒童則高達三十三％有過敏體質。

另一篇研究比較居住在同一緯度、同樣是維京人後裔的瑞典與愛沙尼亞的兒童，瑞典卡洛林斯卡醫學院研究預防過敏的比約克斯滕（Bengt Bjorksten）

教授則專注研究腸內的微生物菌群。

比約克斯滕教授發現，瑞典的孩子過敏率高，而地理上臨近的愛沙尼亞則過敏率低。兩地衛生習慣不同，愛沙尼亞消毒較少，孩子們較早就有了多樣的腸內菌群。

●鐵證二：白血病兒童的早年生活地方特別乾淨，似乎跟長期處在消滅細菌的環境有關

二〇一八年五月世界上最著名和最受尊敬的癌症生物學雜誌之一《Nature Review Cancer》（自然評論癌症）刊登了一項研究，倫敦癌症研究所的梅爾•格里夫斯（Mel Greaves）教授對過去四十年兒童白血病（最常見形式為急性淋巴細胞白血病）進行全面回顧，他發現患有白血病的兒童，似乎早年生活的地方特別乾淨，他們長期處於使用清潔劑、殺菌劑等消滅環境中細菌的環境。

---

①《New England Journal of Medicine》2016, 375:411-21

梅爾・格里夫斯教授認為這些孩子似乎缺少了免疫系統所需的一些關鍵啟動事件，這研究揭示了一歲前將孩子暴露於與生活相關的正常細菌或寄生蟲是有其重要性。

當心！下一波造成身體不舒服的幕後黑手

隨著科技發展，過去這百年來，人類健康史有了巨大變化。醫藥科技的進步讓我們的壽命不斷延長，疾病的型態也逐漸改變。以前致命疾病多為細菌、病毒等急性傳染病，現在則以文明慢性病為主。

我想，台灣已經不再是需要擔心霍亂弧菌、傷寒桿菌的地方，體內外的細菌陪我們走過千萬年演化，早已是生命共同體，只要不濫用抗生素、不要吃用抗生素餵養的動物，就不會有超級細菌，對於細菌我們該以平常心待之。

反之，我們該想想，近年來不斷推陳出新的各式化學藥品、製品，會不會才是造成身體不舒服的幕後黑手呢？

江醫師小講堂

猜猜看，最髒的地方在哪裡？

A 馬桶蓋　B 砧板
C 診所　D 醫院

細菌多不算髒，能殺死你的細菌才能算髒！比如說優酪乳裡面就有很多的細菌可是沒有人說髒；馬桶蓋的細菌數比不上砧板，但是在家裡能找得到的細菌大部分都沒有抗藥性，所以遠遠比不上醫院或診所髒。

然而，診所因為沒有使用後線的抗生素的資格，所以抗藥性菌種並不常見，但是醫院裡面的抗藥性菌種倒是多到不行，有很多細菌已經沒有藥物可以殺死了。

所以，正確答案：醫院是最髒的地方。

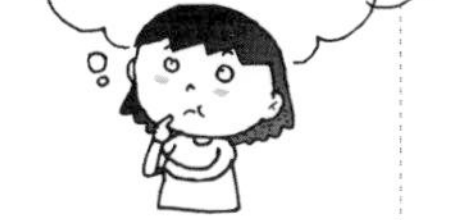

營養攝取不均衡，身體會抗議

接著我們談談食物。俗話說「營而養之」，食物中含有各式各樣的營養成分，過去在物資匱乏的年代，我們透過攝取食物，尋求溫飽、持續生命。隨著生活富足，大家對吃越來越重視，營養的定義也從吃飽，逐漸調整成了吃得好、吃得對、吃得健康。

說到營養，很多人直覺聯想醣類（碳水化合物）、蛋白質、脂肪這三大營養素。他們的確提供了人類所需主要的營養素，但沒有人光靠這三種營養素就可以活下去。

要維持身體機能與恆定，我們需要食物中的各種成分，例如植化素、維生素、電解質、礦物質、纖維素、荷爾蒙……，千萬別以為人只有缺乏三大營養素才會生病。

以維生素為例，缺乏維生素C常見於船員身上，嚴重時會有致死的危險。而我們在疾病治療的時候，也經常併用維生素補充劑，這意味著即便是少量的維生素，也牽動著身體的恆定。

不過有個矛盾的現象，我們雖然知道正確飲食是健康的基石，但當健康出了問題的時候，會反過頭來檢討飲食習慣的人似乎不太多，我們寧可相信藥物可以改善疾病，也不認為食物可以挽救健康。

以高血壓為例，很多食物會致使血壓升高，例如精製糖、鹽巴；很多食物會降血壓，例如西瓜、茶、可可、益生菌等等。血壓的變動受到天平兩端分量（攝取量）的影響，詳見圖1-1。

當你減少攝取能降低血壓的食物、營養素，血壓自然高起來，換句話說，想要控制高血壓，當然可以利用這些食物。但是，在台灣高血壓的治療第一手段卻是吃藥。

牽動健康的因素，遠比你認知的更多更廣

科技進步帶來陌生的化學物質，這些對健康的影響逐漸發酵擴大中。最後來到了環境這個環節，我們前面提過我們人體和低毒的微生物一起走過六百

萬年，已有相處默契。但拜科技進步之賜，現代人生活的環境中出現了好些我們還很陌生的化學物質。

舉凡戴奧辛、多氯聯苯、雙酚A、鄰苯二甲酸酯等等，他們卻可以經由皮膚的接觸、空氣的吸入，或透過嘴巴堂而皇之進入我們的身體，再經由血液到達內臟，累積在體內。

對健康而言，這些化學物質就是毒素。他們或許不會即刻奪走我們的性命，但卻會在漫漫過程中一聲不吭地吞噬我們的健康。

當然，環境層面還可以廣泛包含生活模式、生活習慣等等，科技進步、經濟起飛所帶來的過度緊湊忙碌的生活模式，以及熬夜用平板、手機追劇等生活習慣，都對健康有著無形的影響。

同樣再以血壓為例，即便這個最核心的身體機能，其恆定也受到環境、毒素（鉛、砷）的影響。所以，人體的健康與許多環節相扣，不舒服的時候我們必須逐一檢視，才是面對身體不適的正確態度。

圖 1-1：血壓的天平

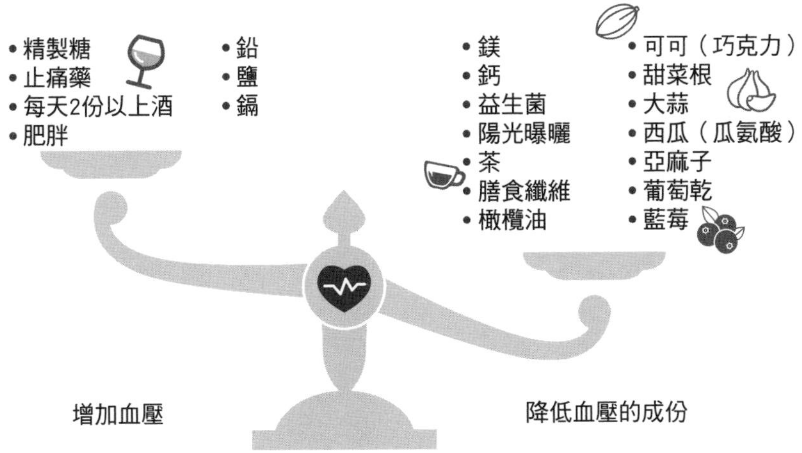
• 精製糖
• 止痛藥
• 每天2份以上酒
• 肥胖
• 鉛
• 鹽
• 鎘
• 鎂
• 鈣
• 益生菌
• 陽光曝曬
• 茶
• 膳食纖維
• 橄欖油
• 可可（巧克力）
• 甜菜根
• 大蒜
• 西瓜（瓜氨酸）
• 亞麻子
• 葡萄乾
• 藍莓
增加血壓
降低血壓的成份

02

食物比基因的影響更大

「江醫師，我爸媽都有糖尿病，我得到糖尿病的機率會比較高嗎？」

「江醫師，我家族中有幾個長輩患有肺癌，我需要特別安排低劑量的電腦斷層檢查嗎？」

一直以來，許多人會用基因、家族史的角度來檢視與預測自身的健康表現，當罹病時也就順理成章推基因出來當作生病的罪魁禍首。不過，基因對健康的影響真有這麼大？

我們把基因的影響力想得太大了點

二〇一三年五月國際知名女星安潔莉納裘莉投書美國《紐約時報》，發表一篇名為「My Medical Choice」的公開信，在文中她清楚表示自己有著BRCA1基因缺陷，他的醫生認為她有八十七%的乳癌風險以及五十%的卵巢癌風險。為此，她進行了雙乳切除手術，把乳癌風險降至五%。二〇一五年三月她又再次接受了預防性手術，切除了輸卵管及卵巢。裘莉的舉動引起全球世人的關注與討論，反應兩極。

有人認為這揭示了基因革命時代的來臨，面對癌症與疾病，人類擺脫相對被動的角色，終於可以主動出擊，並強調預防醫學的重要。

持反對意見的人則認為雖然基因是與生俱來的，但後天的環境、飲食、運動、毒物等等對基因啟動或關閉有著決定性的影響，這樣的預防手段顯得過度激烈。

以「表觀基因學」的概念來說，基因並無法一手遮天，環境可以使基因表現或不表現；有許多科學家也透過實驗證實：基因的影響力沒有我們想像中那麼關鍵、那麼深遠。

●鐵證：針對乳癌來說，基因引發只有四分之一；對總體癌症來說，基因占不到二%

二〇一五年《British Journal of Surgery》（英國外科雜誌）刊登了一項研究①，研究對象為二千八百五十名乳癌患者，這些女性都是未滿四十一歲，有的有乳癌或卵巢癌家族史。研究發現，有家族史的女性因乳癌死亡的機率與沒有這種家族病史的女性相同。

首席研究員黛安娜埃克爾斯教授說：有沒有家族史對於治療後癌症復發率也沒有差異。另外，雜誌中也提及南安普頓大學和牛津大學的研究人員的進一步解說，那就是遺傳因素被認為貢獻了所有乳癌病例的四分之一，但它們對預後沒有任何影響。

試想，如果基因這麼關鍵，那麼合理推測帶有基因的患者其復發率或者死亡率，應該明顯比沒有基因的患者來得高才對。但實驗明明白白告訴我們，事實並非如此。乳癌還是癌症中受基因影響較嚴重的，但對總體癌症來說，基因所引發的占不到二%。

基因不是宿命，食物可以扭轉它的表現

當然，基因對健康的影響力並非零，這也是事實；只不過科學家同時指出，我們不能控制自己遺傳了什麼基因，但我們可以控制基因的表現，只要透過飲食和環境的變化，就可以「覆蓋」增加癌症發生率的基因錯誤。換句話說，即便傳承了不好的基因，也不意味著被判刑。

二〇一三年《Nutrition and Cancer》（營養與癌症）指出②：塞爾維亞貝爾格萊德醫學研究所的研究人員表示，遺傳學被表觀遺傳學所打破，表觀遺傳學涉及可重寫DNA編碼的外部影響。儘管環境因素也起作用，但最重要的影響是飲食，特別是富含生物活性物質（如膳食纖維、不飽和脂肪酸、維生素、礦物質等）的食物。另外，一個人自身的新陳代謝也影響著飲食和環境的影響。

①《British Journal of Surgery》，2015

● **鐵證1：食物影響九十%的基因表現**

二〇一六年《Nature Microbiology》（自然微生物學）刊登了劍橋大學馬庫斯・拉瑟（Markus Ralser）發表的研究③，研究顯示基因固然可以影響我們代謝食物的方式，可是食物會影響到九十%基因的表現，進而影響我們的生物網路（指細胞內各種分子如DNA、RNA、蛋白質等交互作用所組成的網路）。

● **鐵證2：以大腸癌發生率來說，食物遠勝基因所造成的影響**

二〇一七年《Science Report》（科學報告）登載了西班牙的研究④，研究者分析一千三百三十六個大腸癌病患與二千七百四十四個正常人的生活型態與飲食，結果發現其攝取的紅肉量以及蔬菜量，對大腸癌發生率造成的影響遠勝於基因所造成的影響。

總結來說，從表觀遺傳學的觀點以及各醫學研究，我們知道基因遺傳會影響疾病的發生率，但我們可以透過後天調控（特別是食物）來影響基因的表現，降低疾病發生率並維持健康狀態。

誰說藥物才有療效，食物沒有

食物不僅可以扭轉基因的表現，食物也具有療效，表現不比藥物差，甚至比藥物更好（無副作用衍伸的相關問題）。這絕對不是我隨口胡謅，許多研究可以證實並支撐這項說法。

● **鐵證一：高維生素D血中濃度可以改善六十%胰島素敏感度，藥物只有十三%**

二〇〇二年肯・思古瑞（**Ken C Chui**）等醫學博士即在《**The American Journal of Clinical Nutrition**》（美國臨床營養學雜誌）中發表其研究[5]，研究顯示主要降血糖藥物 **Metformin** 只能改善胰島素敏感度十三%，而高的維生素D血中濃度可以改善六十%胰島素敏感度。由此可見，營養素改善胰島素敏感度的效果比藥物還好。

② 《Nutrition and Cancer》, 2013; 65:781-92
③ 《Nature Microbiology》, 2016;15030
④ 《Science Report》, 2017;7:43263
⑤ Chiu. Am J Clin Nutr. 2004;79:820.

江醫師小講堂

天然植物是生物活性的寶庫

所謂生物活性物質，指的是進入體內後，對機體會產生各種效應的物質，它們種類繁多，有糖類、脂類、蛋白質多肽類、甾醇類、生物鹼、甙類……，我們常聽到多醣、膳食纖維、不飽和脂肪酸、維生素、礦物元素等都屬於生物活性物質。一般在天然植物中可發現豐富的生物活性物質。

●鐵證二：每天飲用咖啡，罹患肝癌機率大幅降低一半

二〇〇五年東京九萬人的研究，證實中年以上的人喝咖啡可以降低肝癌五十％（Inoue, 2005）。這是由東京國家癌病中心所進行的前瞻性世代研究，他們分別分析了過去十年間從不或幾乎不喝咖啡的人，與每天喝咖啡的人其罹患肝癌的比率。

研究分析發現，每天喝咖啡者罹患肝癌的比率為每十萬人中有二百一十四・六人；而幾乎不碰咖啡者罹患肝癌的比率為每十萬人中有五百四十七・二人。

研究結果發現每天飲用咖啡，罹患肝癌的機率大幅降低一半。

另外，研究也告訴我們每天喝一～二杯咖啡，就能有保護作用。倘若每天喝四杯咖啡，保護作用則可達到七十五%。後來二〇一〇年二月，台灣大學的研究也得到同樣的結果。

至於藥物效果，病毒性肝炎用抗病毒藥物治療，使用八年約只可以降低肝硬化三十六%，肝癌五十%，遠不如四杯咖啡。

●鐵證三：每天吃一個蘋果，等於降血脂藥物救的生命數

二〇一三年世界級權威醫學雜誌《British Medical Journal》（BMJ，英國醫學期刊）發表一篇來自牛津大學的研究⑥。研究人員表示，使用數學模型模擬，在英國若超過五十歲的人口中，有七十%每天吃一個蘋果，每年可以減少八千五百人死於心臟病：如果服用他汀類藥物（降血脂藥物），則可以挽救九千四百人的生命。

---

⑥《British Medical Journal》2013; 347：f7267

因此，牛津大學的研究人員說，每天吃一個蘋果應該是五十歲以上每個人的必修課。因為與他汀類藥物相比，蘋果每年可以挽救相似數量的生命，並且沒有引發白內障、糖尿病和肌肉疾病的副作用。

調整飲食等生活型態，才是治病的根本

以上研究都是食物、營養素具有預防、降低罹病率強而有力的證明。接著我分享一個來自身邊的案例。

我曾經有個得力助手，因為爸爸失智選擇暫時離開職場，回到家裡全心照顧這個行動力依舊自如，但腦袋瓜子退化中的老小孩。老小孩因為失智出現妄想，一天到晚懷疑有人要偷他的錢，甚至認為大家都想害他，因而對老伴暴力相向。

後來我讓助手老爸吃薑黃，每天半碗，一個月後失智情況改善，他不僅不再打罵人，沒有妄想，甚至恢復到可以溝通的狀態。

實際上，在美國醫師們很重視生活型態對疾病的影響，認為不正確的生活

型態在致病因子中占了相當重要的角色，特別是三高等慢性病。當確診罹病後，醫師們會要求患者從生活型態調整起。

然而，在台灣這觀念與做法至今未臻成熟，我著實感到遺憾。關於「藥物才能治病，食物沒有療效」的說法，我衷心希望大家能再多想想。

03

過度信任藥物治療的效果，是現代醫學的盲點

目前現代醫學是台灣醫療的主流，而「不舒服看醫生吃藥」也是大部分台灣民眾根深蒂固的醫療習慣，把健康交給醫生，讓藥物成為定心丸。

曾經一個患者告訴我，他吃了藥之後還是覺得好不舒服，回診時便向醫師表達這感受，豈料醫師竟告訴他：「你應該想想，有吃藥治療你都這麼不舒服了，若沒吃藥是不是會更難過呢？」我想，過度信任藥物治療的效果，是現代醫學的盲點！

台灣的患者大部分很順從並尊重

專業，因為信奉醫學，很少對醫師的診斷提出質疑。而醫師能提供的除了檢查、診斷之外，最直接的不外乎開藥。

然而，藥物真是決勝祕技嗎？如果藥物真能一舉擊潰疾病，那麼為什麼不少人乖乖遵照醫囑，依舊擺脫不了疾病纏身的命運呢？

繽紛的小藥丸，是消滅疾病，還是延長疾病？

我們都希望藥物能幫忙對抗體內那些造成不適的不安份子，就如同免疫系統能擊退敵人（細菌、病毒等等）般。但你知道，藥物和免疫系統其實很不一樣！

免疫系統就像一套高級AI智慧防衛系統，從司令到士兵一應俱全，各司其職，透過一次次學習，知道什麼狀況該組合成什麼樣的隊伍迎戰，有著諸多不同套路的作戰策略。更重要的是，免疫系統對病灶有針對性，能清楚分辨誰是敵人、誰是自己人，即便在體內作戰，也不會傷及無辜。

而藥物跟免疫系統截然不同，藥物像是低階的AI防衛系統，只管接受命令、完成任務，不考慮其他，因此進入體內幫忙打仗，經常在攻擊主要目標的同時，也濫殺無辜，到最後敵人是消滅了，但身體這座城池也難逃部分牆垣傾塌的宿命，這就是傷腦筋的藥物副作用。

二〇一五年一項研究報告明白指出藥物衍伸的問題①。內容指出以前研究早早就證實吃降血脂的藥物史他汀（Statins）會增加糖尿病的風險，但是我們一向把這個連結歸咎於：受試者原本身體就較多病。

●鐵證：吃降血脂藥物發生糖尿病的機會多八十七%，引起併發症的機會則高達二・五倍

二〇一五年發表的最新研究，追蹤了含二萬六千位健康的個案八年。結果發現吃降血脂藥物那一組發生糖尿病的機會多了八十七%，而引起糖尿病併發症的機會高達二・五倍。另外，吃降血脂藥物與不吃藥的這兩組除了藥物這個變數之外，其他基本資料都是一樣的。

所以，研究者建議在選擇用藥物降低膽固醇之前，大家應該先嘗試找到膽固醇升高的原因。

總結來說，倘若我們總是依賴藥物來解決不適，卻疏於強大並提升身體的自癒力，只怕將來有更多原本不存在的疾病和症狀會逐漸出現！

藥物不斷出包下架，用藥安全誰保證？

藥物對健康造成的隱憂除了副作用之外，原料也是一大問題。各種用藥含致癌物一事，一再見報。光是降血壓用藥，近期就不斷出包，從二〇一八年開始到二〇一九年三月，短短不到一年時間就爆發了八波相關事件（見表1-1）。

在第一波藥物含致癌物新聞見報時，我就曾在我的臉書預測：「在現今台灣的醫療生態下，醫院會為了進價差了新台幣一毛就把原來廠商踢出去。為了競爭，只好紛紛採用低價的原料藥，然後當然就出事。」

①《J Gen Intern Med》（Journal of General Internal Medicine）2015;30:1599-610

試問低價的原料進價只要高價的十分之一，高價原料如何競爭得過低價廠商？藥廠為了降低製藥成本、醫院為了從中獲得利潤，在削價競爭的惡性循環中，使用來自中國、印度等低價原料藥的藥品自然出線，而高價原料藥最終結局必然是默默退出市場。果不其然，問題藥物隨後開始連環爆。

另外，大家不妨觀察一下一個「有趣」的現象。每回下架，新聞會清楚公布下架多少萬顆藥物，卻鮮少讓消費者知道被吃進肚子的數量究竟有多少，我相信若公布數量，必然引發軒然大波。

再者，含致癌物藥物不僅僅侷限在高血壓用藥，二〇二〇年七月三十日食藥署宣布三十六款含「雷尼替丁」（Ranitidine）的胃藥有致癌風險，從八月一日起全面禁用禁售，據估計含該成分的胃藥國人一年用量超過八千萬顆。根據歐洲風險評估單位的推估每三千三百九十名服用這些受污染血壓、潰瘍藥物的人中，有一人因此患上癌症。所以，推估台灣單就吃這兩種藥而得到癌症的人就超過二百人。我相信沒有人願意自己成為受害者。

沒有人體數據，絕對不能與安全畫上等號

或許有人會說：「有些是預防性下架，而且目前只有證實在動物實驗會有致癌性，人體上並沒有癌症風險，應該……沒那麼嚴重?!」

在電視媒體上我們也會看到醫師們針對此事發表言論，大多不外乎呼籲大眾莫驚慌，有問題的藥物已經下架，而且目前並沒有證實在人體上有致癌風險……。

關於這點我必須誠實說，我認為用藥絕對要三思，就我所知道的現況，我們不能這麼樂觀以對。

所謂沒有人體數據，有時候是來不及做實驗，有些時候是不能進行實驗。因為人體實驗的倫理有其規範，當違反醫學研究倫理委員會的基本精神，實驗便無法進行。

要知道不論是新藥或者新的治療方法，進入人體實驗前一定得先經過動物實驗，行內專家確認有實際療效後，才能開始進行人體研究。

時間	事件
2019. 02.15	食藥署公告「衛欣保膜衣錠 80 毫克」、「衛欣保膜衣錠 160 毫克」、「景德定壓寧膠囊 80 毫克」3 款降血壓藥檢出致癌物，123.7 萬顆藥物下架。
2019. 02.27	高血壓治療藥物爆出使用到中國大陸含致癌物原料藥，瑩碩生技醫藥公司自主檢驗發現，原料藥中鏢，包含可德壓悅膠囊 80 /12.5 毫克共 6 批號，以及德壓悅膜衣錠 160 毫克共 3 批號。
2019. 03.02	印度業者生產的高血壓治療藥品原料藥「Irbesartan」含「N- 亞硝基二乙胺」（NDEA）成分，此成分具動物致癌性，已要求使用該原料的降血壓藥「平壓妥膜衣錠三百毫克」緊急下架。估計這款藥已賣出 126 萬顆。
2019. 03.22	降血壓原料藥又發現第 3 種不純致癌物質「N- 亞硝基 -N- 甲基 -4- 氨基丁酸」（NMBA）。衛福部食藥署於三月 2 號表示，經稽查發現國內有 2 款降血壓藥使用到問題原料藥，已啟動預防性下架。 接著，3 月 22 日食藥署宣布，經檢驗、複驗，確實在 2 款降血壓藥的原料藥中驗到致癌物，已要求藥廠即刻針對已出貨的 3,188 萬顆啟動回收作業。

資料來源：衛生福利部網站

表 1-1：高血壓用藥含致癌物風波一覽表

時間	事件
2018.08	6 款降血壓藥物，使用中國大陸原料有致癌物成分「N- 亞硝基二甲胺」（NDMA）。分別為國內大廠「生達」的舒心樂膜衣錠、得平壓膜衣錠、利壓舒膜衣錠；「瑪科隆」的科適壓膜衣錠 80/12.5 毫克；「永信」的樂速降膜衣錠 160 毫克。 衛福部緊急回收約 2,421 萬顆。粗估有 13 萬到 20 萬人長期吃下致癌物（原料來自中國大陸經冰島鍍金）。
2018.11	由健亞生物科技生產的「平壓妥膜衣錠 300 毫克」，使用到來自印度含有動物致癌性成分的原料，總計 126 萬多顆，食藥署全面要求下架。
2018.11	美國食品藥物管理局公布諾華旗下山德士（Sandoz）藥廠生產製造的降血壓藥「氯沙坦鉀氫氯噻嗪」（Losartan Potassium Hydrochlorothiazide）使用中國大陸華海藥廠生產含致癌物質的原料藥，要求下架。 台灣諾華針對「洛沙坦山德士膜衣錠 50/12.5 毫克」，進行預防性下架；總計大約 8,000 盒、約 22 萬 4,000 顆。
2018.12.27	降血壓藥「脈莎平膜衣錠 50 毫克」，被驗出含有致癌物「N- 亞硝基二乙胺」，食藥署表示問題藥品總計有 11 批，約有 322 萬顆。

因此，沒有人體數據好一點的狀況是上面提及的來不及實驗，壞一點的狀況恐怕是藥物本身充滿爭議，例如毒性太強，沒辦法讓倫理委員會同意做人體試驗。所以，沒有人體數據絕對不代表人吃了沒事，不能與安全畫上等號。

除了用藥謹慎之外，我也想提醒大家，專家學者也常有政治立場，對其言論我們多聽，但不見得要照單全收。有時候政治正確相對順耳，但順耳不代表百分百正確。盡信書不如無書，也就這道理。

04

身體不舒服、檢查出現紅字，然後呢？

「及早發現、及早治療」、「小病不治，大病難醫」等觀念，近年來在政府、醫界不斷宣導推波助瀾下，台灣民眾普遍具有「生小病及早就醫看醫生，以免拖成大病」的想法。因此，我們習慣透過各式醫療檢查來了解身體狀況，確保健康。

多花心思關切自己的健康狀態，很好；不過，我卻察覺到一個令人感到憂心的現象。我認為過度依賴現代醫療，不僅讓大家失去了趨吉避凶的本能，還進一步讓大家有恃無恐，無形中不斷傷害自己的健康。

其實，你只是在維持表面健康

「你的血壓有點高！酒要少喝一點。」「沒關係啦，吞一顆血壓藥就OK！聚會不喝酒太掃興了。」

「你吃蝦子會過敏，應該暫時別吃。」「唉喲，我期待很久了耶，吃飯前抗組織胺吞下去就不會癢了。」

我進行健康醫療諮詢時，這樣的對話三不五時就會出現。你是否也曾說過類似的話，做過相似的事？

我常認為現代人對待自身健康的思維有點「微妙」，當身體微恙、檢查有紅字的時候，我們一方面急於借助醫療的力量來幫助自己，恢復「健康」，但另一方面卻持續那些造成我們不適的行為，戕害健康。

這讓我想到一件陳年舊事。大學校園的人行道因長年日曬雨淋，在微小凹面難免會有我們口中說的青苔（實際上以藻類為多數），若一個不小心踩到就很有可能毫無懸念地滑倒。大家趕課時難免疏忽，但只要前方有個倒楣鬼滑倒了，後面的人就會調整行進路線避開，以免枉受皮肉之苦。

然而，現代人卻恰恰相反，頭痛、背痛吞止痛藥；腸胃不舒服吞胃藥；拉肚子吃止瀉劑；便祕使用軟便劑、肌肉痠痛貼藥膏、血壓高吃降血壓藥、血糖高吃降血糖藥、膽固醇高吃降膽固醇藥……，症狀緩解後當沒事，不追究造成的原因，行為上依然故我。現代醫學讓我們養成過度依賴藥物醫療（台灣人吃了美國人七‧七倍的藥），追求假面健康的壞習慣，讓很多人無所顧忌，做出傷害自身的舉動，這樣真的不OK！

這些調整，比藥物治療更好、更無害

我必須再次強調，我並非否定現代醫學，相反的我認同現代醫學是智慧與科學的結晶。只不過，我們應該學會好好地聰明使用它，不盲目信任它，讓它成為幫手，而非加害者。台灣將於二〇二五年邁入「超高齡社會」，隨著飲食習慣、生活模式、醫療進步等改變，台灣十大死因必然會有顯著的變化。

回顧過去，一九五〇年死亡前三名分別是腸胃炎、肺炎、肺結核，緊接著也多為急性傳染病；但是，二〇一九年前三名則是惡性腫瘤、心臟疾病、肺炎（見圖1-2），緊接著在後的則多為腦血管疾病、糖尿病、高血壓等等慢性病。

進步的醫療科技讓我們多了許多延長生命的選擇，這很棒，但有個關鍵我希望大家想想：你希望自己的中老年生活，是什麼模樣？我相信，沒有人希望自己飽受慢性病糾纏，將大部分時間用來看病與吃藥。藥物治療比不上自身免疫力，藥害問題是真實存在的。直視問題核心，才能有效解決眼前困境。

如果當身體釋放出不舒服訊息、健檢報告出現紅字，你只冀望著光靠藥物治療就能恢復健康，就真的太不切實際了。這些訊息意味你對待身體的方式不盡正確、也不負責任，只想讓醫生全面負責你的健康，這種態度應該要調整了。調整一點都不難，只要下定決心改變行為、重新檢視生活環境，更重要的是透過食物扭轉基因表現，拉遠自己和疾病的距離，就可以讓各種病痛就此畫下句點。

圖 1-2：台灣人疾病死亡原因變遷統計

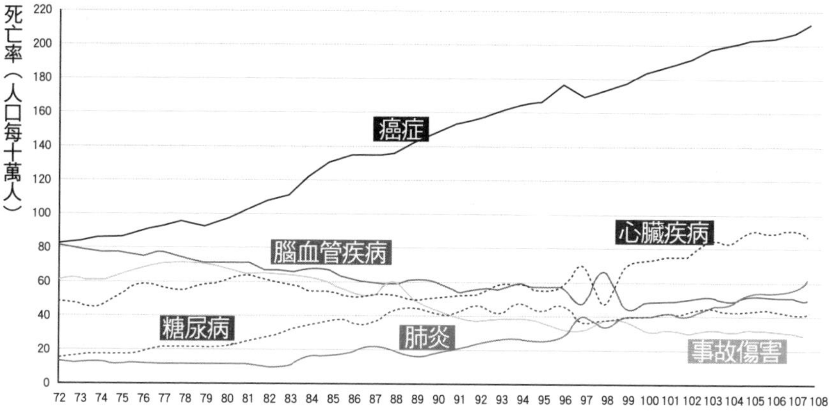

資料來源：台灣衛生福利部

西方醫學之父希波克拉底曾說過：「疾病的療癒，是透過自身的自癒力，醫生只是從旁協助而已。」我誠摯地希望大家人生的下半場能夠擺脫藥罐子人生，我想那才能稱得上是黃金中老年生活。

第2部

演化毒物學

原來我們還不適應這些食物

不論在飲食選擇、生活型態等各方面，符合演化慣性對健康而言是比較安全的。越晚出現的物質則越危險，對身體的影響會比較劇烈。

01

從演化角度檢證，身體習慣什麼，就對健康有好處

「江醫師，吃這個對身體好嗎？」

「江醫師，你覺得我這樣調整有比較理想嗎？」

在診間屢屢會有患者提出上述問題。我在此提供大家一個依循方向：想知道眼前的食物、行動對人體健康有沒有好處，可以從演化看起。

凡是符合演化原則的，身體接受度高，就不容易衍生其他問題；但是，與演化相違背的，我們接受度低，身體相對容易透過各種表徵來抗議。

打個比方來說，據說這一陣子許多國內外名人紛紛採取「一六八間歇性斷食法」，並透過它成功找回

窈窕身材，一時之間「一六八間歇性斷食法」風行全球。

所謂的「一六八間歇性斷食法」是將三餐集中在八小時內吃完，其他十六小時不再進食，讓身體消耗體脂肪的時間得以延長，幫助脂肪代謝，達到瘦身目的。

其實這種飲食概念，約莫在二十年前就逐漸興起，有不少營養相關類的研究發現這麼做，對身體有益，實際上這和演化有關。

我們的祖先需要狩獵、採集才有食物吃，想當然耳不見得每日豐收，沒有充足食物的日子裡，只好餓肚子。另外，以前的人作息跟著太陽，太陽下山就休息。即便目前較為確信的證據告訴我們，八十萬年前人類開始用火，但那時候的火只使用來料理食物與禦寒，而非提供照明。因此，我們的祖先就是白天進食，日落後休息一直到白天再進食。

原則上，「一六八間歇性斷食法」符合演化習慣，自然有其效果。

02

太陽的健康威力，自古早驗證

演化的影響力，從醫療效果也能看出端倪。在醫學上我們使用光照療法，利用光線來治療疾病、改善生理機能。

例如：紅光療法能夠促進皮膚膠原蛋白的合成；藍光療法能幫助放鬆血管，降低血壓……。甚至，憂鬱症、失眠、新生兒黃疸等也可透過光照療法來改善。以上，都是符合演化結果的體現。

我在門診中常見銀髮族失眠問題，有些患者會問我：「江醫師，是因為我老化了嗎？這是自然反應嗎？」

實際上，我認為主要原因還是與

我們的環境、行為背離了演化有關——我們接觸陽光的時間太少了。

懼怕太陽、愛防曬，現代人變得病歪歪

試想，最初人類在洞穴中休憩，但祖先們需要花大量時間採集與狩獵，男性們追逐著獵物，女性們四處採集果子等，與陽光接觸的時間相當長。再者，遠古時我們可沒有服裝可以遮蔽大部分的軀幹與四肢，身體曝曬在陽光下的比例相當高。反觀現代生活，人們不僅長時間待在室內，外出防曬又經常做得滴水不漏，結果是接收光照的量（時間×暴露面積）大幅降低到祖先們六百萬年以來的百分之一。

更何況，在遠古時期，太陽下山後只剩下一片黑幕覆蓋大地，白天與夜晚亮光差異甚大，高達十萬倍。而現代拜科技進步之賜，夜晚燈光輝煌，日夜亮光差異瞬減到兩三倍，你的身體適應不來，自然衍生出很多疾病。

當種種改變皆與演化習慣背道而馳時，生理問題便接踵而來。例如《American Journal of Epidemiology》（美國流行病學雜誌）在二〇〇八年

就刊載了一項研究①，研究中發現陽光照射和飲食中維生素D含量最高的女性，罹患乳癌的可能性顯著降低。而二〇一四年學術期刊《Environmental Health Perspectives》（環境健康視角）②也有研究報告指出每天至少曬一小時陽光的女性患乳癌的風險降低。

至於門診中那些有失眠問題的銀髮族，我告訴他們只要白天能看著亮亮的天空二十分鐘（當然不要直視太陽），接受三十萬燭光的光線，晚上自然好睡。大家猜有沒有效果呢？答案是有的，因為這符合長久以來演化的習慣！

違背演化慣性！冷氣病症候群接二連三來報到

接著我們再來看看另一個背離演化慣性造成不適的例子——冷氣病。

現代人討厭高溫濕熱，面對悶熱酷暑，習慣躲在冷氣房內。即便需要外出，也一定選個有冷氣開放的餐廳，或者途中閃進便利商店吹個冷氣納涼。一回到家，第一件事還是按下遙控打開空調。

一天二十四小時幾乎都在冷氣房中度過。漸漸身體開始出現頭暈、頭痛、手腳冰冷、皮膚乾燥搔癢、打噴嚏、咳嗽、全身痠痛等等不適，這就是冷氣病。

關於冷氣病大家可能會聽到一些解釋，例如長時間處於低溫下，身體肌肉緊繃，血液循環不良，代謝變差，引起不適等。我則認為這是因為我們違背了演化慣性。

六百萬年以來，人類隨著季節氣候變化，有大量排汗的機會。但現代人不喜流汗，自動放棄這機會。要知道汗腺是身體的第二個腎臟，我們透過汗水將體內的毒素排出，特別是重金屬。

雖然尿液也能排出重金屬，但排出量卻遠遠不及汗液。汗水裡的汞是尿液總量的二十倍，鎘是十七・六倍，鉛在沒中毒的情況下汗液與尿液排出量一樣多，但若在鉛暴露的情況下，汗水的鉛含量是尿液的五倍。不排汗，重金屬便一直在體內累積，慢慢啃蝕健康，引爆身體不適。

---

① 《American Journal of Epidemiology》2008，168:915-24

② 《Environmental Health Perspectives》2014，122:165-71

江醫師小講堂

不想流汗，身體就拉警報

前些日子有位某公司高層來我門診，他為健康所苦許久。他的血小板只有一萬八（數值低於二萬會有出血危險），血紅素、白血球也低，此外還有心臟擴張、貧血等問題。他相當懼怕任何感染，因為深知自己的身體無力對抗。

他在某大型教學醫院治療了十年，但一直沒什麼起色。在言談間我得知這位高層從小就是個胖寶寶，體育課能逃就逃，能躲就躲，一切以不曬陽光、不流汗為最高活動宗旨。家境優渥從小飲食大魚大肉，經常食用深海大型魚類。

綜合分析後，我推敲生活型態、飲食習慣是他疾病來源。後來我建議他檢查他血中的重金屬，結果發現砷超量。除了使用排出砷的方法，再使用蜂蜜來調理（更多蜂蜜相關資訊請參考拙作《買對天然保健食品》），讓他的血小板在短短五天內從一萬八到二萬八，總算解除初步警報。

當然，我必須說明我的處置方式依每個人的生理條件、健康問題、飲食模式、生活環境等等為依據，讀者們不可隨意對號入座，依樣畫葫蘆。當身體出現不適，前往醫療院所尋求專業醫師診斷、檢驗，都是必要的步驟。

03

對身體有益的食物，都經得起演化考驗

俗話說民以食為天，可見飲食在人類生活中占據了極為重要的地位。在接下來的幾個章節中，我們就聚焦在食物上，看看食物與演化之間一路上的愛恨情仇，對我們的健康究竟有著什麼樣的影響。

海產是風行數百萬年的美食

遠古的人們會蒐集潮間帶的貝類來吃，北至北極、南至南美洲尾端，以及非洲南部海邊所發現的貝塚，是最直接且強而有力的證明。也就是說，人類的生活離不開水，因此在食物上我們最能適應的是水產。

大約在四百萬年前，人類就開始漁獵生活，從貝類、魚類等食物中攝取脂肪與蛋白質。當然，在採集的路上人類也會隨手摘取植物、根莖類來食用，但那並非主食。

至於肉類，受限於體型限制，人類一開始並不具有快速奔跑的能力，也沒有孔武有力的肌肉，致命的尖牙或利爪，無法成為傑出狩獵者，因此只能撿拾其他狩獵者所遺留下來的獵物屍體，食用剩下的骨髓與腦髓。

隨著演化歷程，一萬多年前人類開始務農，進入農耕時代，直到這時候我們才開始大量食用澱粉（多醣）。接著人類馴服牛羊，開始飼養動物，飲食結構再次改變。

回溯人類與食物的接觸歷程，我們能清楚知道人類最早接觸、最習慣的是海產，並非米飯或肉類。

常常有人問我什麼樣的食物比較好，我的答案是：「食物中沒有腳的優於一隻腳；一隻腳優於兩隻腳；兩隻腳優於四隻腳。」也就是海產→菇蕈蔬菜→禽類→豬牛羊。

演化上，我們接觸的食物順序也是大致按著這個次序。

分辨好油壞油是本能

「什麼是好油？什麼是壞油？」這問題經常被提及。在這裡我提供一個容易依循的判斷原則。

舉凡搾出來是香的，人類吃了幾百萬到幾萬年的油，如魚油、豬油、牛油、種子油（初榨橄欖油、初榨椰子油、苦茶油、芝麻油、花生油）等等，都是好油。而那些搾出來是臭的，直到最近一百年才出現，且需要經過脫臭等製程而來的油品，如黃豆沙拉油、芥菜油、蔬菜油⋯⋯，這些是人類較難適應的油。

在上一段我們提過，遠古時期雖然人類也吃肉，但一開始我們算是狩獵場上的邊緣人，只有撿拾其他獵捕野獸的殘留物，例如骨髓、腦髓，從這我們獲取脂肪酸，因此分辨好油、壞油是一種內建的本能。

透過感官，那些會讓人感到愉悅、香氣四溢的就是好油；換句話說，跟著演化本能，你不會錯過好油。

動物油谷底大翻身

以前動物油被認為是飽和脂肪會傷害心血管，但是二〇一四年三月由英國劍橋大學發表於《Annals of Internal Medicine》（內科醫學年鑑）的報告中，統合了十八個國家共計七十二份，總計六十萬名受試者的研究文獻，分析研究後發現，以往認為對身體有害的飽和脂肪食物，例如起司、奶油、肥肉等，事實上沒有增加罹患心血管疾病的機率。

二〇一六年四月在《British Medical Journal》（BMJ，英國醫學期刊）發表的一份研究顯示，飲食中以植物油取代動物油，無助降低冠狀動脈心臟病風險發生率和死亡率，甚至或許會提高，這份研究質疑有關飽和脂肪的壞處之說。

美國國家衛生研究院研究員拉姆斯登（Christopher E. Ramsden）分析九千四百二十三名受試者的資料，發現令人意外的結果：受試者飲食攝取富含Omega-6不飽和脂肪酸亞油酸的玉米油、攝取低量飽和脂肪，血清膽固醇值平均降低十四％。臨床試驗過程中，血清膽固醇降低越多者，「死亡風險越高，而非越低」。

另外，為了了解他們的發現是否為偶然，還分析了另外四份類似臨床試驗資料，結果同樣是，以植物油取代動物油，未顯示能降低心臟病死亡率。

04

化學添加物，演化要你斷捨離

在漫長的演化時序裡，人類一開始逐水草而居，過著狩獵採集的生活，接著開始種植農作物與飼養牲畜，從叢林到文明，似乎一眨眼。隨著人口爆炸、科技發展，我們開始過著和祖先截然不同的生活方式。

飲食之於我們不再單單只是填飽肚子這麼單純，它開始成為一種感官饗宴，甚至成為扮演療癒心靈的要角。為因應人類各種需求，各式各樣的加工食品、食品添加物蓬勃發展。

人工代糖，帶來甜滋味的同時也帶來苦頭

食品添加物可以概略分為天然添加物，以及化學添加物。天然添加物，例如鹽、糖。化學添加物則指利用化學合成方式，取得天然食物中不存在的化學物質作為添加物。化學添加物種類眾多，在這裡我們挑兩個美麗的誤會，那就是代糖、反式脂肪來聊聊。

代糖又稱為人工甜味劑，大約出現在一百四十年前，當初它以甜食愛好者救星姿態出現。所謂代糖，就是糖的替代品，是指身體代謝後不會產生熱量或者熱量極低，又具有甜味（比蔗糖高出許多）的人工甜味劑，常見者如阿斯巴甜、蔗糖素、糖精等。

人工甜味劑的運用相當廣泛，低卡碳酸飲料、糖果、口香糖、餅乾、烘焙食品……，都可見到它的蹤跡。因為代糖無熱量或熱量極低，又能提供甜蜜的滋味，一開始深受減重者喜愛，就連醫院衛教也會建議糖尿病患者選擇代糖產品。

然而，越來越多研究指出代糖並非安全無害，相反的它不僅對減重、控制糖尿病都沒幫助，對健康還可能有害而無益。探究其原因，可能是因為人體接觸這些化合物時間短，所以處理不好，產生一堆副作用。所以，又是演化的問題。

●鐵證一：人工甜味劑越高，比糖更容易引起糖尿病

二〇一三年 Fagherazzi G 等法國研究者，在《American Journal of Clinical Nutrition》（AJCN，美國臨床營養學雜誌）發表了一篇研究報告。他們自一九九三年起，針對約六萬六千名法國女性進行為期十四年的研究。

研究顯示，摻有代糖類的飲料和健怡汽水，都會提高罹患糖尿病的機率。但驚人的是，每週飲用五百毫升健怡汽水的人，比每週飲用五百毫升含糖的飲料者，其罹患糖尿病的機率高出十五%；每週飲用一千五百毫升健怡汽水的人，比每週飲用一千五百毫升含糖的飲料者，其罹患糖尿病的機率高出五十九%。研究結果顯示人工甜味劑劑量越高，罹患糖尿病的機率越高。

●鐵證二：代糖不見得能幫助減肥，但證實血糖上升更快

二〇一七年，《Canadian Medical Association Journal》（CMAJ，加拿大醫學協會期刊）刊登了一篇研究分析①。曼尼托巴大學（University of Manitoba）針對非營養型代糖（指沒有熱量的代糖）對個人體重管理是否有助益，以系統文獻回顧方式，統合分析歷年來七個隨機雙盲試驗（受試者共一千零三人，追蹤時間平均六個月）與三十個相關的前瞻性世代研究（prospective cohort studies，樣本總數逾四十萬人，追蹤時間逾十年）。

結果發現，沒有確鑿證據能證實非營養性代糖有助於減肥。但長期的觀察型研究則顯示，經常攝取者（添加代糖的飲料每天喝一種以上），體重增加與罹患高血壓、肥胖症、糖尿病和心臟病的風險較高。

另外，二〇一四年《Nature》（自然期刊）也曾刊登研究員 Jotham Suez 的研究發表（見圖2-1），揭露使用人工代糖——糖精、阿斯巴甜、蔗糖素，血糖的上升值皆比蔗糖來得高。

---

①《Canadian Medical Association Journal》, 2017;189:e929

人工甘味劑的迷思，合法不代表安全

「醫師，可是代糖是是合法添加物耶~應該還好吧?!」在討論化學添加物的議題時「合法與安全」經常成為另一個戰場。

相信大家也常看到諸如以下的說法：「食品化學添加物是必要之惡，它沒有這麼可怕。」「我們的化學添加物都在法定安全容許量之內，安全無慮！」甚至有人會說：「食物拆解到最後也就是一堆化學成分，我們早就在吃了，何懼之有！」真相真是如此單純嗎？

●鐵證一：只要攝取兩週的人工甘味劑，胰島素就明顯上升

二〇一七年安德烈醫學院的研究者招募了二十七個健康的志願者，並提供他們蔗糖素（相當於食用零卡可樂一・五公升／天的量），對照組則提供安慰劑。

兩週的研究結束發現攝取人工甘味劑的人，葡萄糖的吸收增加了、血糖增加了，而且胰島素也增加了。這告訴我們，兩週人工甘味劑使用就足以增加糖尿病的風險。閱讀至此，你還認為合法的添加物，具有絕對的安全性嗎？

如果合法就表示安全，那反式脂肪為何要禁止？

●鐵證二：幼兒及兒童處理人工甘味劑能力很低

二〇一六年《Environmental Toxicology and Chemistry》（環境毒理學和化學）也刊登了一篇研究發表，美國國立糖尿病、消化道、腎臟疾病中心的研究，顯示十二歲以下的兒童，在喝了一瓶健怡可樂後，血中的蔗糖素及醋磺內酯鉀濃度足足比十八到四十五歲的成年人高了兩倍。顯示兒童的身體更沒有能力處理這些人工甜味劑。

另外，這些人工甜味劑也會因為母親的飲用而出現在母乳之中，二歲以下的幼兒處理這些人工甜味劑的能力又比年長的兒童更差。研究指出雖然美國政府將人工甜味劑定義為安全的食品添加物，但還是會影響我們的新陳代謝。

化學添加物五花八門，代糖只是其一。從演化的角度來看，這些經由化學合成而來的添加物，對身體而言是陌生到不行的外來物，對健康確實有負擔。縱然能經由肝臟解毒、腎臟排毒，但長期下來，實際在體內累積的化學

圖 2-1：三種代糖使用後血糖上升值比蔗糖高

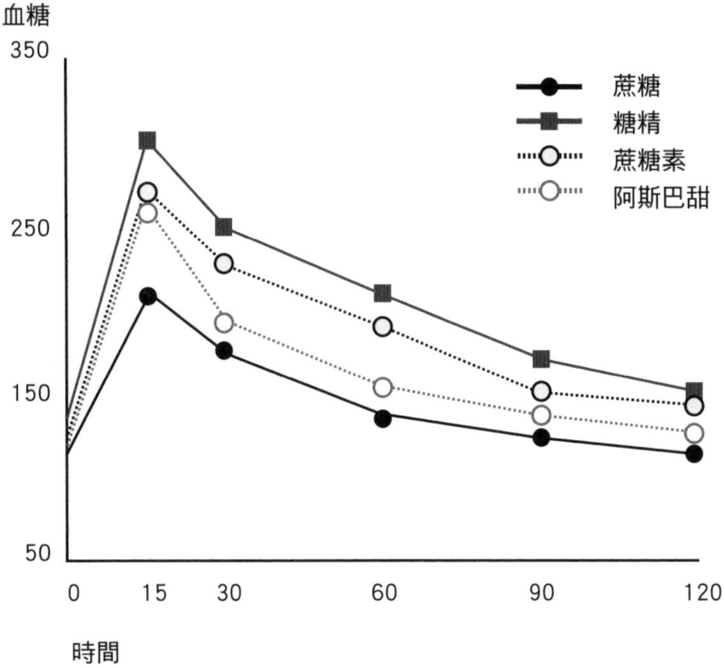

資料來源：2014 年《Nature》

物質種類與劑量恐怕早超出身體所能應付的範圍，怎能不謹慎小心。

加工食品傷害心血管、三高更連動高漲

接著我們來聊聊第二個美麗的誤會——反式脂肪。比起代糖，反式脂肪出現的時間更晚，至今約莫一百一十年。我們身體對它的適應能力更差；換句話說，加工而成的反式脂肪對人體傷殺力又更大了一些。

一直以來一般民眾對於飲食中「脂肪」的健康概念，不外乎油脂攝取過量有礙健康，甚至深信動物性飽和脂肪就是三高的幕後推手。因此，只要看到「植物性」三個字就直觀認定那比較健康、比較安全。有些人甚至烘焙時會刻意挑選「植物性奶油」。實際上，植物性奶油才是真正「傷心」的殺手！

植物性奶油是經過部分氫化的植物油，透過氫化過程，改變脂肪分子結構，讓液體變成固體，成品看起來與動物性奶油相似。由於植物性奶油成本低廉、口感酥脆不油膩，又耐高溫、不易變質，它廣泛應用在各種食品中，諸如西式甜點、各類糕點、濃湯、義大利麵、焗飯、燉飯、冰淇淋⋯⋯，滿足大眾

追求口感、香氣等飲食樂趣的要求。

但是，這種氫化的油脂含有「反式脂肪酸」，對身體健康有著不小的影響。有越來越多研究顯示，加工食品、以及化學添加物對身體健康只會帶來負面影響。

二〇一九年美國心臟協會科學年會（AHA 2019）在美國賓夕法尼亞州費城舉行，在學術年會上有一項關於加工食品對心臟影響力的研究發表②。美國疾病控制和預防中心（CDC）在二〇一一年至二〇一六年間追蹤一萬三千四百六十六位成年人的飲食，研究人員發現一個人的飲食如果主要來自加工食品（如麵包、蛋糕、雞塊、飲料、即溶湯），將大大威脅心血管健康。

研究指出，加工食品的確造成心臟血管健康狀態變差，將導致心臟疾病的罹患機率提高五十％；飲食來自加工食品的熱量每增加五％，就會對心臟和動脈的健康產生相應的破壞性影響。而加工食品占飲食比例超過七十％的人，風險最高。

幸好研究也證實，一旦加工食品的食物量下降到總卡路里攝入量的四十％

或更少，則罹患心臟疾病的風險就會急劇下降。研究還指出，根據美國心臟協會的數據，有七個因素有助於心臟健康，分別：

一、避免加工食品

二、維持良好的血壓

三、正常穩定的血糖

四、膽固醇處在最佳狀態

五、避免菸草製品

六、保持理想體重

七、足夠的身體活動

其中，避免加工食品可能是有助於心臟健康的最大的因素，因為加工食品和血壓、血糖、膽固醇、體重有著連動的關係。在報告中，研究人員唐娜•阿內特提出的建議是：「你可以每天做一些事情來改善你的健康。例如，試

② American Heart Association Scientific Sessions, Nov16-18, 2019; Oral Presentation

著用魚代替漢堡包一兩次。只要一些小改變就可以增進心臟健康。」

今日忙碌的生活中，許多人追求便利，超商飯糰、加工食品、速食是我們的好朋友。翻開背面密密麻麻，一長串陌生的化學名字，不知道你是否想過自己究竟吃下了什麼？

我們的基因中承載著演化的適應性，化學添加物對人類而言太新穎、太陌生，研究提醒著我們，對於加工食品、化學添加物需要抱持著更警惕的態度。我相信，斷捨離是最理想的態度！

江醫師小講堂

天然的反式脂肪不會傷害身體

飲食中反式脂肪的主要來源有兩個，一個是蔬菜油經部分氫化而形成，另一個是由反芻類動物例如牛羊，經特殊腸內細菌所合成。奇妙的是來自於天然食物牛羊身上的反式脂肪（異油酸），並不會對健康造成負面效應，只有人工的才會。

因為從有人類以來，六百萬年中人類多使用動物為食物（農業才一萬年左右），所以我們已經演化出代謝牛羊身上的反式脂肪的能力，自然不會產生壞處，但是人工合成的反式脂肪才短短的百來年，人類無法適應。

05

化學的不好，天然的添加物就大可放心？

「化學添加物不好！」這說法大家應該多半都能接受，認為合理。但天然食物原料及添加物，例如糖、鹽就沒問題嗎？

從人類的歷史來看，食品添加物並非現代才有。約莫一千五百年前鹽出現了；四百五十年前精製糖出現。這兩種全天然添加物的發明，為人們的舌尖帶來了絕妙的新滋味，卻也帶來了健康困擾。

因為，過量的鹽會引發高血壓，而過量的糖更會對身體造成全身性的災難。

膽固醇成了糖的代罪羔羊

說到糖，就不能不提在這近半個世紀來它的代罪羔羊——膽固醇。長期以來因為「一個醜聞以及兩個錯誤」，讓大眾聞膽固醇色變，視若蛇蠍並深信它是萬惡的，是心臟血管疾病、中風，甚至死亡的幕後黑手。

兩個錯誤的故事要從一九一三年說起，那年有一名叫阿尼奇科夫的俄羅斯研究者，進行了一項飽和脂肪與血管相關的實驗。

●錯誤一：兔子是草食性動物，根本無法代謝膽固醇

實驗對象是兔子，研界者阿尼奇科夫將兔子分成實驗組與對照組，把蛋黃餵給實驗組的兔子吃，研究證明吃蛋黃的那組兔子有動脈硬化現象，沒吃蛋黃的則相安無事。

然而，兔子是草食性動物，其生理原本就無法代謝膽固醇，因此這實驗本身就不合理，這是第一個錯誤。

●錯誤二：讓老鼠吃蛋黃粉，導致血管損壞的不是膽固醇

發現錯誤之後實驗對象改成老鼠。老鼠是雜食性動物可代謝膽固醇，以此做為實驗對象相對合理。

實驗結果依舊顯示吃蛋會增加體內膽固醇值，並造成血管傷害。但實驗過程中考慮到老鼠體積小，無法一次食用一顆蛋黃，遂將蛋黃做成蛋黃粉讓老鼠食用。這是產生第二個錯誤，因為製作蛋黃粉會造成膽固醇氧化，具有毒性，而蛋黃中的膽固醇沒有氧化不具毒性，兩者完全無法相提並論。

這樣的研究結果並不具參考性，然而在當時大家對於研究結果毫無懷疑，認定膽固醇會傷害血管。爾後幾十年間，美國提出的報告也指出血液中膽固醇高的人，發生動脈血管疾病的機率較高。至此，「膽固醇會造成動脈硬化」的說法，一舉向全世界散播。

●醜聞：買通學者淡化糖對於心血管疾病引起的傷害

然而，來自加州大學聖地牙哥分校的研究者卻發現這個錯誤觀念的源頭，竟是一個醜聞。

原來早在一九六〇年代就有研究懷疑糖分才是造成心血管疾病的主要因子。但製糖工業買通學者，付了五萬塊美金給哈佛大學的三名學者，讓他們三人寫了一個回顧分析，在中間淡化了糖對於心血管疾病引起的傷害，反而極力強調飽和脂肪造成了心血管疾病。其中之一的 Mark Hegsted，後來甚至變成美國農業部營養組的組長，也領銜建構了一九七七年美國的營養學指南。

這樣的一個醜聞直到二〇一六年終於在由美國醫學協會所出版的《JAMA Internal Medicine》（美國醫學會期刊）揭露，至此糖分的威脅性才逐漸受到重視，而美國新版的飲食指南也對膽固醇解禁，不再有膽固醇食物攝取上限。

不過比較遺憾的是，關於心血管疾病的醫治，台灣目前大部分仍習慣把重點放在血壓、血脂所帶來的影響，比較少從糖的攝取角度考量，我想這部分還有不少努力調整的空間。

糖，讓你的健康危機四伏

甜味總是帶來一種幸福感，這也是讓人無法抗拒它的原因之一。人類最早的甜品是蜂蜜，為了滿足大腦那一股愉悅的感受，在往後發展出製糖技術，從此糖便走入了飲食生活。

我們這裡所說的糖，指的是精製糖。所謂精製糖是指那些非來自於食物本身的糖分，而是以加工方式精製過的糖。因精製條件或程度不同，可分為冰糖、白砂糖、黃砂糖、黑糖、紅糖……。

相較於化學添加物，只有加工沒有化學合成的糖威脅性較小，如果您還記得，在上一小節中學者的研究也告訴我們代糖對血糖的影響比蔗糖還劇烈。但是，千萬別因此就自動把精製糖和安全畫上等號！畢竟短短的四、五百年，並沒有辦法讓人類演化出無害代謝這些新物質的方法。接下來就讓我們一起來看看精製糖怎麼腐蝕您的健康。

●鐵證一：每天一杯含糖飲料，糖尿病風險就增加二十%

二〇一三年，由非營利組織公共科學圖書館所發行的《PLOS ONE》期刊，刊載了來自史丹佛大學的學者所發表的一個大規模，以總人口為基礎的研究。研究結果顯示對比於不是由糖類所提供的熱量，當每天的熱量攝取中增加一百五十大卡由糖類供給，罹患第二型糖尿病的風險就會上升十一倍之多。同年，《Diabetologia》（糖尿病學）雜誌也刊登了一篇泛歐洲的研究（The EPIC-InterAct Study），證實光是每天增加一份含糖的飲料，就可以增加第二型糖尿病的機會二十二%。

有趣的是若飲用純果汁或蜂蜜，則不會增加糖尿病風險；因為從人類還是猴子的時候，就開始吃水果、挖蜂蜜，所以時間夠久，自然可以演化出無害的處理方式。若使用更晚才發現的人工甘味劑來取代糖，卻比精製糖更大幅度的增加糖尿病的風險。

●鐵證二：攝取越多的添加糖，心血管疾病的死亡風險越高

隔年二〇一四年，刊載於《JAMA Internal Medicine》（美國醫學會期刊）的研究指出，從飲料、糕餅和糖果中攝取過多「添加糖」，將增加人類因罹患心血管疾病而死亡的風險。

研究針對美國三萬一千個全國代表性樣本，檢視一人一天的添加糖總攝取量，與心血管疾病死亡的關聯。研究主持人——美國疾病管制暨預防中心（CDC）學者楊泉河（Quanhe Yang）表示：「心血管疾病的死亡風險，會隨著攝取較多的添加糖而上升。」

其中，一天只要喝三罐含糖氣泡飲料，得到心臟疾病的機率將會是一天添加糖攝取量不到總熱量十%的人的三倍；一天的總熱量有超過二十一%來自添加糖的成人，比添加糖攝取量不到總熱量十%者，因心臟疾病死亡的風險又多出一倍；一天總熱量有十七～二十一%來自添加糖者，和添加糖攝取量低於總熱量十%者相比，前者罹患心臟病的機率較後者高出三十八%；每週攝取七份以上含糖飲料的人，得到心臟病的風險比每週攝取一份以下含糖飲料的人高出二十一%。

●鐵證三：血中的糖分讓癌症細胞可以存活、長大

糖除了危害心血管健康，也餵養癌細胞。科學期刊《Cancer Cell》（癌細胞）在二〇一五年刊載了研究報告①，義大利熱那亞 Galliera 醫院的研究者收納了一百二十五名非糖尿病的乳癌患者，這些乳癌患者都已出現轉移。研究者發現血中胰島素濃度較高的患者，比較容易產生轉移也比較容易死於乳癌。

而俄亥俄州立大學的研究者則發現血中的糖分有利於癌症細胞彼此之間的溝通，讓癌症細胞可以存活、長大。

●鐵證四：富含蔗糖或含糖的食物，容易引發退化性關節炎

二〇一八年學術期刊《Disease Models & Mechanisms》（DMM，疾病模型與機制）中的研究，也告訴我們對於退化性關節炎來說，比之於肥胖，糖的影響更大[②]。研究中指出目前普遍認為造成退化性關節炎的主因是身體脂肪過剩，但實際上很多習慣大量食用速食的人，既便體重正常也會出現退化性關節炎。

---

① 《Cancer Cell》,2015;28:569-81

② 《Disease Models & Mechanisms》、2018;11. pii:dmm034827

奧克拉荷馬醫學研究基金會的研究人員透過給予於老鼠各種食物後發現，碳水化合物才是影響他們關節的關鍵。特別是富含蔗糖或含糖的食物更容易引發炎症。

江醫師小講堂

市售百分之百果汁，真的純？

水果中含有的果糖在進入人體後，不需要胰島素幫忙，可被人體自行代謝，不會引起血糖劇烈變化，因此無論是對一般人或糖尿病患者而言是「嚐甜」的好選擇。

但要特別注意二點，第一、水果的果糖和食用添加果糖、高果糖糖漿不一樣，不可混為一談。第二、市售百分之百果汁和自己搾的純果汁不一樣。百分之百果汁或鮮榨果汁雖然看起來似乎都是原汁，但請大家再想想，水果甜分各異，廠商如何統一不同季節生產出來產品的甜味？答案顯而易見，勢必得透過降酸加工或添加甜味劑來調整。

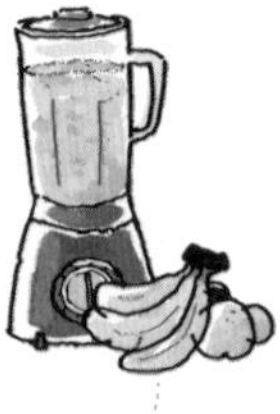

還在適應中，才會有不良反應

不論糖、鹽，都算是天然添加物，為什麼對身體還是造成如此多的負面影響呢？

我想答案顯而易見，因為從人類演化史來看，它們還是「太年輕」。六百萬年來的最後一千五百年或四百五十年才出現，將人類出現比喻成一天，鹽與糖相當於一天中最後二十二秒和三秒才出現，身體仍在適應中，因此難逃不良反應。連天然添加物都如此了，更遑論化學添加物所暗藏的危機。

但大家也不用太沮喪，來自化學合成的我們遠離它，來自天然的我們只要依循國民健康署擬定的攝取上限（每日糖攝取量不宜超過總熱量的十%；鹽不超過六克）就可以。

總之，不論在飲食選擇、生活型態等各方面，符合演化慣性對健康而言是比較安全的。越晚出現則越危險，對身體的影響比較劇烈。當然，人類的演化腳步並沒有停止，一直是進行式，或許在遙遠的將來我們對糖的熟悉也會像對蜂蜜、水果一樣也說不定！但在那天到來之前，乖乖地不悖離演化肯定是聰明好選擇。

江醫師小講堂

為什麼會有甜點胃？

很多女性朋友總會說自己有甜點胃，在正餐吃飽喝足後，還能來點甜點、蛋糕之類的，彷彿胃裡總有它們獨特的位置。其實這也和演化有關。

演化讓我們的身體需要維持脂肪恆定，所以脂肪會引起強烈負回饋，以抑制食慾，也就是口語中的「膩」。例如油吃多了會膩，自然不想再吃。蛋白質可以引起輕度負回饋，輕度抑制食慾。

至於精製糖則無法引起負回饋，無法抑制食慾，這就是為什麼你會有甜點胃的原因。

第3部

最新科學實證，不吃藥治療法

常見對症居家保養

分享「不靠藥醫治疾病」的臨床經驗，
你可能會覺得神奇，甚至認為根本是奇蹟，
其實道理很簡單，當疾病從根本控制與調
整之後，自然不藥而癒地擺脫藥物人生。

01

今天比昨天更健康，藏在飲食和生活細節裡

在前面的章節裡，我們探討了一些醫學上常見的問題，並進行反思，例如：一般認為吃藥是為了治癒疾病，所以生病就要吃藥。但有時候吃了藥身體的不適也不見改善，甚至長期吃藥的藥罐子總是經常在生病，身體一點也不健康。所以，吃藥真能治療疾病、獲得健康嗎？

我從年輕至今行醫幾十年，看了無數的研究資料，觀察分析非常多的個案，我認為大家所熟知的常見疾病，例如過敏、失眠、腸胃問題、眼科問題，甚至是三高、癌症等，可以有更不一樣的處理方式和態度。

事實上，多年累積的臨床經驗發現，在排除毒素、給予營養素、保健品等補充調理，以及搭配飲食和生活習慣的改善調整下，許多讓人感到困擾棘手的狀況都可獲得很大的改善，不少人的疾病更能因此不藥而癒。

重獲真正的健康，不是來自一顆顆小藥丸

想要逆轉疾病、重獲健康，並不是來自醫生給的一顆顆小藥丸，只要做對飲食調整和生活管理，健康也可以掌握在自己的手裡！

在此，即將與讀者分享我個人累積的一些「不靠藥醫治疾病」的臨床經驗，你可能會覺得神奇，甚至認為根本是奇蹟，但我向各位保證，這些都是千真萬確發生的案例。

希望能幫助大家了解飲食與生活調理，在治病上的影響力和效果，並認真思考「生病一定要吃藥嗎？」不過有一點要提醒大家，每個人的體質、條件、狀況各有差異，就算你有一樣的困擾，也不建議完全套用臨床案例理的處置方式。當感到身體不適，尋求專業醫師幫助是必要、也是首要步驟。

02

高血壓

從生活細節下手，找出致病因子

四十二歲的A律師，過著典型忙碌上班族生活。由於白天開會開庭奔波勞累，A律師特別珍惜夜晚放鬆時光，也就成了夜貓子。

他有高血壓病史，每天規律服用三種血壓藥。豈料二〇二〇年二月發生上升主動脈剝離，緊急送往新北市某醫院急診室，當晚馬上開刀。術後因為缺血導致腎衰竭、雙下肢腔室症候群（指人體內的組織因發炎腫脹，再加上受到壓迫而無法紓緩因腫脹而增加的壓力，最終導致組織壞死），在加護病房待了兩個月。

最後雖然順利出院，但血壓用藥增加至四種藥。無奈的是即便他遵照醫囑用藥，收縮壓還是只能控制在一百五十 mmHg 以上，舒張壓也常常超過九十 mmHg。

獨門分析處置：綜合評估之下，採用光生物調節療法

我們在前言提過台灣三高門診的達標率和美國比較起來成效差距大，只有人家的三分之一；放眼全世界，台灣的高血壓患者的血壓控制達成率（見圖 3-2、3-3），也是敬陪末座。

台灣對於高血壓的正規療法就是吃降血壓藥，例如利尿劑、鈣離子阻斷劑、血管收縮素轉換酵素抑制劑等，但我認為用藥不應該是首選，畢竟藥物副作用多且原料污染問題層出不窮，這些更是不爭的事實。

影響血壓的原因眾多，包括食物、礦物質、毒素、環境、藥物、運動……，因此治療上應該要針對個別患者的生活、飲食習慣與模式，逐一抽絲剝繭，找到可能原因並調整才是。

圖 3-1：血壓測量重點

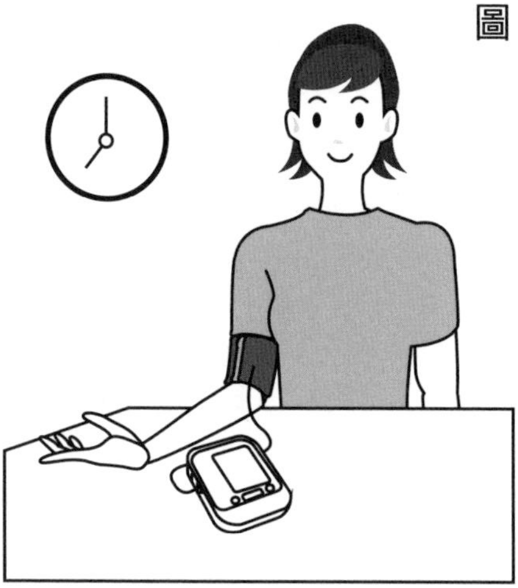

時間

如果一天只量一次，請早上起床如廁後馬上量。睡前血壓是第二重要血壓值，故建議睡前也測量一次

位置

量上臂，因手腕準確性不如上臂。第一次量的時候左右手各量一次，往後量較高那一側的血壓

一直以來美國三高的治療方針就是先從生活型態、飲食方面調整起。因此，當A律師來我這就診，我得知他已服用多種高血壓用藥，但控制效果仍不佳，加上夜貓族生活模式缺乏日曬，綜合分析後，我建議A律師接受藍光的光生物調節療法。

為什麼選擇這療法呢？因為缺乏日曬，體內累積一些會收縮血管的代謝物，會導致血壓升高。實際上，國際上也越來越多研究報告證實，高血壓可以透過非藥物獲得良好控制。例如二〇一八年《European Journal of Preventative Cardiology》（歐洲預防心臟病學雜誌）

江醫師小講堂

門診正確處置，高血壓可以不藥而癒

在美國的醫療門診和台灣大不同，因為當你去看門診的時候被發現血壓太高，並不會馬上拿到藥物。

首先，醫生會檢視是不是體重過重，如果太胖了就要減肥，體重正常才會採取降低血壓的醫療措施。同時，如果抽菸的人，醫生會要求要戒菸，也會要求把桌上的鹽罐撤走，意思就是讓你在食物中添加的鹽分要減少。再其次，會要求你多吃魚少吃肉，每天要固定運動三十分鐘。

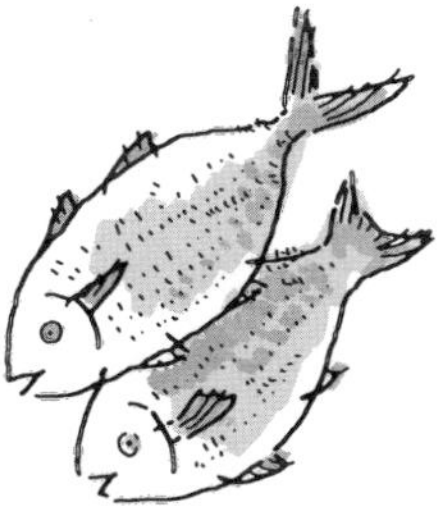

這樣簡簡單單不用藥物調整的結果，有超過三分之一的人就不需要使用任何的藥物。

順便提到在美國發生一件很有趣的事情，有位病人因為血壓高被醫生要求每天運動三十分鐘，而且每次回診時，醫生會要求看他配戴的運動手環裡面的紀錄。他屢屢因為運動量不足而被醫生唸，但最近一次回診的時候，居然發現他的量不但都很規律且很充足，一天甚至運動超過一個鐘頭，跟以前比較判若兩人。

等病人走出了診間之後，病人的太太偷偷告訴醫生說，你不要太當真了。他都是把運動手環綁在狗身上，讓狗去跑的。

即便在生活與飲食調整之下，仍沒辦法把血壓控制在標準值以下，你也不會馬上需要吃一輩子的藥。接下來，醫生會去查腎功能、小便、電解質，看看有沒有所謂的腎性高血壓，以及荷爾蒙引起的高血壓，這些都是所謂的次發性高血壓，他們都是可以被一次性根治的。你根本不需要吃一輩子的藥物。

如果連次發性高血壓的檢查也沒有任何發現，這些病人才會被要求每天要服用藥物。

台灣的高血壓病人有多少經過這些必要程序？還是一發現血壓高就開始吃一輩子的藥？

圖 3-2：世界各國高血壓患者血壓控制達成率

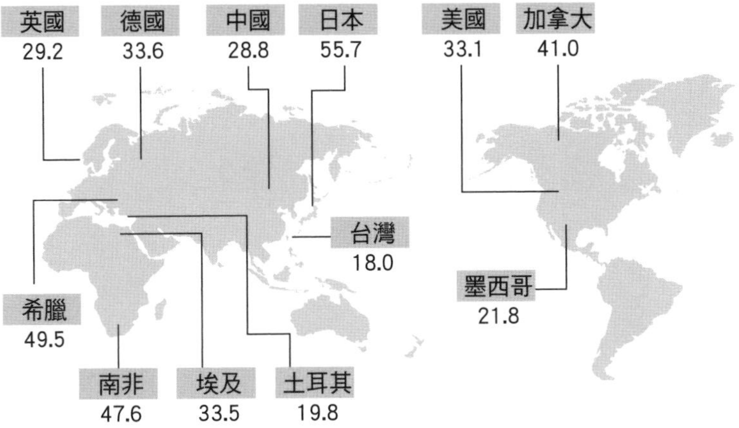

資料來源：Kearmey P.M. et al., J Hypertens 2004; 22:11 — 19, *Data for men only

圖 3-3：台灣高血壓患者診斷標準

血壓分類	收縮壓mmHg（毫米汞柱）		舒張壓 mmHg（毫米汞柱）
正常	<120	和	<80
高血壓前期（警示期）	120-139	或	80-89
第一期高血壓（輕度）	140-159	或	90-99
第二期高血壓（中、重 度）	≧160	或	≧100

資料來源：衛生福利部「國民營養健康狀況變遷調查成果報告 2013-2016 年」（發布日期 2019.07.12）

圖 3-4：台灣高血壓患者男女盛行率變遷

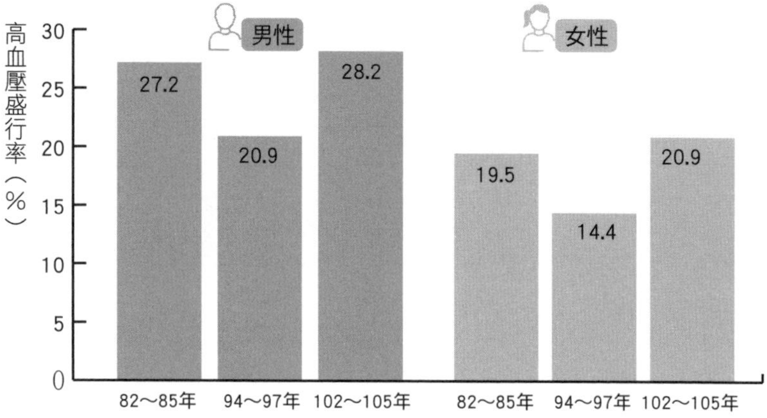

資料來源：衛生福利部（修改日期為 2018.01.10）

就恰恰發表了最新研究證實藍光照射能夠降低血壓。

實際效果見證：兩週就見效，至今兩個月血壓仍控制得宜

A律師使用藍光的光生物調節療法，他的血壓在短短兩週內便降到一百一十四／八十 mmHg 左右，效果令人滿意。至今兩個月血壓一直控制得宜，沒有高起來，這讓我著實鬆了一口氣。因為他曾經因高血壓而導致上升主動脈剝離，如果再來一次主動脈剝離恐怕非常危險。

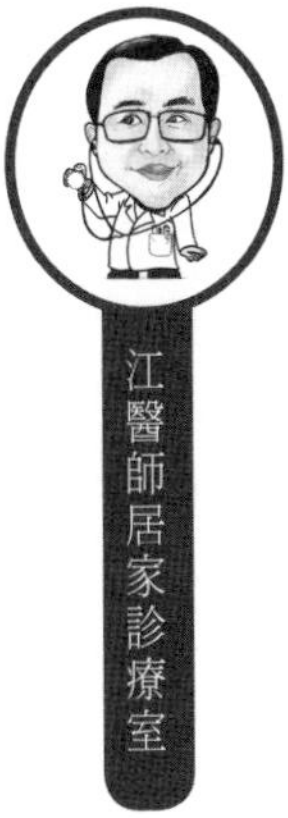

逆轉高血壓飲食對策

❶**輔酶 CoQ_{10}**：輔酶 CoQ_{10} 具有很好的抗氧化作用，可降低血管末梢阻力，達到降血壓效果。早在一九九二年就有研究[①]證實高血壓患者每日食用二次五十毫克輔酶 CoQ_{10} 有助於維持血壓正常。

❷**魚油**：魚油是我每日必吃的保健食品之一，它的保健效果極為廣泛，對高血壓而說，魚油能讓血管更有彈性，進而控制血壓的上升，這效果在年齡低於四十五歲的高血壓患者身上又特別顯著[②]。

❸**香蕉**：香蕉是高鉀水果，可幫助排出多餘的鈉並擴張血管、降低血管阻力，進而預防血壓上升。

❹**西瓜**：西瓜中所含有的瓜胺酸成分，能幫助擴張血管並增加血管彈性，進而達到控制血壓的效果。

❺**黑巧克力**：黑巧克力中的多酚，具有幫助降血壓效果。美國醫學協會期

刊也在二〇〇七年發表過每天吃大約三十卡路里的黑巧克力，便可以在不增加體重或其他不利因素下使血壓降低。我建議每日六克。

❻**大蒜**：大蒜具有良好的降血壓效果。一般服用降血壓藥物可降低收縮壓八～十mmHg、舒張壓五mmHg，但研究③證實每日服用六百～九百毫克，一兩週至二十三週後收縮壓平均可降四・六mmHg，若為高血壓患者則收縮壓降八・四mmHg、舒張壓七・三mmHg。

❼**葡萄乾**：葡萄乾富含膳食纖維、抗氧化素、鉀……等，經研究證實④食用十二週葡萄乾後，血壓降低了七％。我建議每日三把。

逆轉高血壓生活對策

❶**每天運動三十分鐘**：運動能讓血管舒張，血壓自然下降。規律運動能降血壓的說法也經過實驗證明⑤。

❷**曬太陽**：缺少日曬會使得血壓升高，實驗也證明⑥陽光能改善血管張力，達到降血壓效果。也有研究⑦證明給予維生素D（八百IU）持續八週

能降血壓。

❸**睡眠**：良好的睡眠品質能幫助穩定血壓，請每日睡足七個小時。

❹**遠離精製糖、鹽巴、止痛藥、重金屬（鉛、鎘）、菸、酒**：這些都是會讓血壓升高的危險因子。

❺**氣功、瑜伽、冥想**：每天抽出時間做氣功、瑜伽等運動與冥想靜心，都能幫助穩定血壓。

---

① Digiesi V, Current Therapeutic Research 1992;51:668-72.
② Geleijnse: J Hypertens, Volume 20（∞）.August 2002.1493-1499
③ 南澳大利亞阿德萊德大學芮德博士與研究同仁 2008/7
④ 2012 American College of Cardiology
⑤ Br J Sports Med, 2018 Dec 18
⑥ J Invest Derrnatol,2014
⑦ Pfeifer et al. J Clin Endocrinol Metab. 2001;86（4）:258.

03

高血糖

不一定要靠藥醫，營養療法是一種新選項

六十七歲的B先生，在二〇一九年八月初前往桃園某大型醫院抽血，發現糖化血色素數值高達十・〇七％（四～六％為理想值，見表3-1），空腹血糖二百八十六mg／dl（一百mg／dl以下為理想值），光從檢驗數值來評斷，B先生確診為糖尿病。

醫生馬上開立降血糖口服藥物，並力勸B先生配合治療。B先生於是請教醫師，想了解降血糖的藥需要服用多久。醫師誠實以告，表示糖尿病不會根治，需要長期抗戰終身用藥，希望B先

生理解並有心理準備。

獨門分析處置：不想與藥為伍，採取營養療法治療高血糖

B先生的檢驗數值確實很高，若按台灣目前高血糖正規治療方式用藥是必須的。醫師的處置方式並沒有不合理之處，但B先生因為不願意吃一輩子的血糖藥，於是跑到我的門診來求救。經過綜合分析判斷後，我決定給B先生比較簡單的營養療法。我給他某一個劑量的輔酶 CoQ_{10} 加維生素D，以及某種電解質。

為什麼要他補充維生素D呢？那是因為低的維生素D血中濃度與胰島素抗性，以及胰島細胞失能有相關性。因此，我希望透過補充維生素D來改善B先生胰島素的抗性。

所有口服降血糖藥中，歷史最悠久、使用最廣泛的就是「Metformin」。但二〇〇四年《American Journal of Clinical Nutrition》（AJCN，美國臨床營養學雜誌）就有研究員發表研究成果[1]，指出 Metformin 只能改善胰島素敏

表 3-1：糖尿病判定標準

判定項目		判定標準
1	糖化血色素（HbA1c）≧ 6.5%	非懷孕狀況下只要符合其中 1 項即可診斷為糖尿病（前 3 項需重複驗證 2 次以上）。
2	空腹血漿血糖≧ 126 mg/dl	
3	口服葡萄糖耐受試驗第 2 小時血漿血糖≧ 200 mg /dl	
4	典型的高血糖症狀（多吃、多喝、多尿與體重減輕）且隨機血漿血糖≧ 200 mg/dl	

感度十三%，但血中維生素D濃度高卻可以改善六十%胰島素敏感度，可見血糖並不只能透過藥物控制。

至於輔酶 CoQ_{10}，它是一種很強的抗氧化劑，在臨床上發現糖尿病患者服用 CoQ_{10} 補充品，血糖控制表現較佳，且一般糖尿病、心血管疾病患者體內的輔酶 CoQ_{10} 含量都較低。

建議補充電解質則是因為B先生血糖過高，代表胰島素抗性增加，而某些電解質可以顯著的降低胰島素抗性，自然可以降血糖。

表 3-2：糖尿病類型

糖尿病類型	致病原因
第一型糖尿病	胰臟完全無法或者幾乎無法分泌胰島素。
第二型糖尿病	胰島素分泌不足，或者胰島素無法有效倍利用。
妊娠型糖尿病	因為懷孕而產生的糖尿病。
其他型糖尿病	因其他疾病如胰臟疾病、內分泌疾病，或感染、藥物使用不當等，導致胰島素功能異常所誘發的續發性糖尿病。

實際效果見證：高血糖在兩個月後就獲得成效

接受治療二十一天之後，B先生的空腹血糖值就掉到剩下一百三十九 mg／dl，糖化血色素掉到八・三％。

再持續吃輔酶 CoQ^{10} 加維生素D以及電解質治療三個禮拜，二〇一九年十月三日抽血檢驗，發現B先生的糖化血色素已經繼續往下掉到六・七％，而且空腹血糖也掉到一百零四 mg／dl，這是一個用營養療法治療糖尿病非常成功的例子。

圖 3-5：台灣高血糖患者男女盛行率變遷

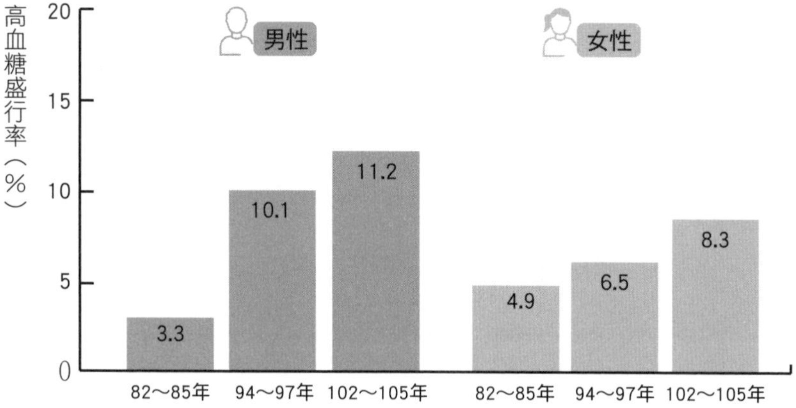

資料來源：台灣衛生福利部「國民營養健康狀況變遷調查成果報告 2013-2016 年」（發布日期 2019.07.12）

另外，糖尿病的治療開始吃藥前，應該先排做檢查，了解體內有無表3-3所提引起糖尿病的毒素，如果有則移除它。

如果沒有，應該先從每天規律運動、戒除精製糖、少吃澱粉再驗血糖。如果還是沒有辦法達標（糖化血色素數值七%），才應該考慮吃藥。

江醫師小講堂

「胰島素抗性」是台灣人糖尿病的主因

「糖尿病就是富貴病啦」、「糖尿病患十個有九個是胖子。」如果你也這樣想，那很抱歉我無法認同。其實只要有機會留意台灣糖尿病患者的體型，就會知道上述說法有待商榷。

在台灣約有七成糖尿病患者體型是正常，甚至偏瘦的！雖然媒體報章雜誌，甚至醫療新聞一再告誡大家肥胖是糖尿病主要的致病機制，但我對糖尿病有不一樣的看法。

糖尿病可分為四種類型，其中較常見者為第一型與與第二型糖尿病二種。我認為第一型糖尿病是一種免疫疾病，而第二型糖尿病的主要致病機制則是胰島素抗性。

在正常情況下，進食後食物中的澱粉經消化作用會被分解成葡萄糖進入血液中，也就是血糖，並送往各處供身體細胞組織利用。身體在偵測到血糖升高時便會分泌胰島素，胰島素能幫助葡萄糖進入細胞中，血糖就會被控制住不會無限上升。

表 3-3：有機污染物、重金屬、塑化劑等提升糖尿病風險

毒素	糖尿病成因比例（%）
砷	18
雙酚 A	14
戴奧辛	4
有機氯殺蟲劑	3
多氯聯苯	13
鄰苯二甲酸塑化劑	22
多環芳香烴	16

然而，當身體細胞對胰島素失去敏感度，血糖無法進入到細胞內，血液中就會有多餘的葡萄糖，即便胰臟分泌更多的胰島素，也無法使血糖恢復穩定，這就是「胰島素抗性」。

那麼，什麼會造成胰島素抗性呢？以往傳統觀念不外乎肥胖、年紀、家族史等。但我認為對現代人來說，最要注意的是合成有機污染物的問題。《Diabetes Care》期刊也有一篇研究②明白指出持久性有機污染物含量低的肥胖人群，罹患糖尿病的風險不會增加。

在周遭環境中我們最常遇到的持久性有機污染物是有機氯農藥，如DDT；工業化學品，如多氯聯苯以及許多工業過程的產物，特別是戴奧辛這群化合物（見表3-3）。此外，重金屬、塑化劑也是造成糖尿病的幕後黑手，不得不慎！

健康即時通

利用改善胰島素抗性食品，成功戒除藥物依賴

台灣糖尿病以第二型為大宗，大約占了九成以上，在台灣十大死因排行榜中總是可以看得到它的身影。

糖尿病之所以可怕，是因為它發生進程緩慢，悄然無聲，很容易被忽略，發現時血管往往已經受傷。再者，它會引起的併發症是全身性，小血管受傷可能招致視網膜病變、腎病變；大血管受傷可能引起心臟病、腦中風等，因此好好控制血糖很重要。

在此，我想再強調一次，罹患糖尿病後控制血糖的方式不是只有服用藥物。

與大家分享一則熱騰騰的案例，案例主人翁是一名二十六歲男性，在二〇一九年時因公司常規勞工健檢，發現空腹血糖高達二百八十九mg／dl，他到附近診所就診，診斷為第二型糖尿病。

診所醫師開立了四種血糖藥，之後回診空腹血糖一百二十八mg／dl、糖化血色素九%。同年十月下班回家路上，他突然一陣暈眩、冷汗直冒，於是趕快吃下糖果，半小時後改善。回診檢查確定糖化血色素高於七%，持續服用四種藥。不過，後來又發生兩次低血糖。

二〇二〇年六月他來到我的門診，經檢測後發現他體內塑化劑濃度過高，於是我開始為他進行糖尿病斷藥治療。我開立降胰島素抗性食品（改善胰島素抗性），每個月減一個藥，一個月後糖化血色素數值五・八%。接著每三週繼續減一個藥，糖化血色素持續觀察都很穩定，分別是五・九%、五・八%。

八月所有降血糖藥都停掉，九月十四日空腹血糖值一百零七mg／dl，糖化血色素數值六%，停藥成功！這中間飲食及運動狀況並未調整，體重也未改變。

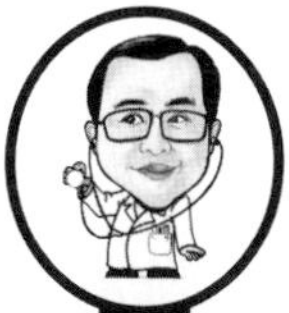

江醫師居家診療室

逆轉高血糖飲食對策

❶**蘋果、藍莓、葡萄**：這三種水果能降低罹患第二型糖尿病的機率。研究[3]顯示每週三份水果可將風險降低二十六%。

❷**覆盆子**：覆盆子有豐富的植化素、膳食纖維等，能幫助調節血糖。有研究[4]證實，不論早餐內容換成一百二十五或二百五十克覆盆子都能大大減少胰島素分泌，進而控制血糖值。

❸**薑**：薑含有豐富植化素，如薑烯酚、薑辣素、薑酮……研究證實一天一公克的薑能降低空腹血糖三十六 mg／dl[5]。

❹**薑黃、肉桂**：薑黃和肉桂對於血糖控制，都有正面的幫助，國際上也有研究證實[6][7]，適量攝取有益降低血糖。

❺**蜂蜜**：蜂蜜可以改善糖尿病人血糖及脂肪[8]，重點是攝取純蜂蜜而非假蜂蜜（分辨方式請參考拙作《買對天然保健食品》）。

❻**輔酶 CoQ_{10}**：輔酶 CoQ_{10} 是血糖代謝的必需物質，研究發現第二型糖尿病患者體內的輔酶 CoQ_{10} 明顯低於一般人，適量補充對身體有益，我建議一天一百毫克。另外研究也證明輔酶 CoQ_{10} 有助於控制血糖⑨。

❼**魚油**：魚油可說是全方位的保健食品，丹麥哥本哈根大學的研究發現DHA與胰島素抗性有關聯性⑩。

❽**維生素D**：維生素D與胰島素作用有關，研究證實健康成年人的血中維生素D濃度高者，飯後血糖和胰島素抗性較佳⑪。

逆轉高血糖生活對策

❶**多喝水**：水可以調節身體的代謝速度，根據法國班克爾博士追蹤了三千六百一十五位，年齡介於三十～六十五歲法國民眾九年，證實水喝得較多者血糖值較低，血糖也較穩定。

❷**適量飲紅酒**：根據研究⑫飲酒能降低罹患糖尿病風險，其中紅酒效果最好，但注意女性避免烈酒。

❸適量綠茶、咖啡：研究顯示綠茶有助於改善胰島素敏感度以及糖分耐受性，二〇〇六年日本 Iso 等人以一萬七千三百位日本中年人的研究回顧，發現每週飲用綠茶一～六杯可以降低第二型糖尿病風險三十四%；二〇〇八年 Hamer 等人前瞻性研究也發現茶的飲用可以降低三十四%糖尿病風險。而另有研究證實咖啡能降低糖尿病的死亡率[13]。

❹嘗試素食或者間歇性斷食：研究證實純素飲食（不包括所有動物產品、乳製品），只食用水果、蔬菜豆類（如堅果和扁豆）、種子和全穀物，有助於避免罹患糖尿病[14]；另外，加拿大研究也證實，間歇性斷食有助於使用胰島素糖尿病患者改善血糖表現，擺脫藥物治療，唯獨要注意確保過程中血糖沒有太低的風險[15]。

❺遠離加工紅肉製品多吃魚：加工過的紅肉，例如香腸、漢堡肉、培根等會增加糖尿病罹患率。研究證實每天吃五十公克的加工肉類會增加罹患糖尿病五十一%風險。若將加工過的紅肉製品換成堅果、全穀物、豆類或魚等選擇，則可將風險降低多達三十五%[16]。

❻**喝全脂牛奶，避開低脂牛奶**：很多人為了怕胖經常選擇低脂牛奶，而捨棄全脂牛奶。實際上全脂牛奶並不會造成肥胖，反而要小心低脂牛奶中所含其他成分。另外，研究證實低脂奶增加糖尿病風險十五%，全脂牛奶則能降低糖尿病風險九%[17]。

❼**遠離代糖及其相關製品**：代糖對血糖的影響比蔗糖還高，長期的觀察型研究顯示，經常攝取添加代糖飲料者（每天喝一種以上），會增加罹患糖尿病風險[18]。

❽**遠離抗憂鬱症、過動症、降膽固醇藥物**：這些藥物經過研究證實會影響血糖的穩定，提高糖尿病風險[19]。

❾**養成運動好習慣**：運動可以促進胰島素分泌、改善胰島素抗性。

❿**遠離生活中各種毒素**：生活中各種有礙健康的合成有機污染物、毒素、重金屬、塑化劑等。

① Chiu. Am J Clin Nutr. 2004;79:820.
② 《Diabetes Care》, 2006 Jul; 29(7):1638-44.
③ 《British Medical Journal》, 2013;347 ·· F5001
④ Obesity, 2019; 27: 542-50
⑤ Nutrition. 2015 May;31(5):703-7
⑥ Care（R）, vol. 35, 2012
⑦ Lipids Health Dis. 2017 Jun 12;16(1):113.
⑧ Omotayo O. Erejuwa, Molecules 2012, 17(1), 248-266
⑨ Hodgson JM, Eur J Clin Nutr. 2002;56:1137-1142.
⑩ 《European Journal of Nutrition》 ⁃ 2016 Aug;55(5):1973-84.
⑪ Chiu. Am J Clin Nutr. 2004;79:820.
⑫ 《Diabetologia》 2017 July
⑬ Bhatti, Salman; Current Opinion in Clinical Nutrition & Metabolic Care. 16（6）:688-697, November 2013.
⑭ BMJ Open Diab Res Care, 2018; 6:e000534
⑮ BMJ Case Rep ⁃ 2018, bcr-2017-221E64
⑯ American Journal of Clinical Nutrition》, 2011; 94:1088-96
⑰ 《American Journal of Clinical Nutrition》, 2015 May;101(5):1065-80
⑱ 《Canadian Medical Association Journal》, 2017;189:e929
⑲ Diabetes Care, 2013;36: 3337–45、JAMA Psychiatry,2013;70:1067–75

04

高血脂

吃藥真的不是首選，藥物副作用害人不淺

五十二歲的A先生，在台北醫學中心健檢發現總膽固醇高達二百二十六mg／dl（見表3-4），在醫師建議下開使服用降膽固醇藥物。八個月後A先生因為雙眼視力模糊，眼前白茫茫一片而就診，經過眼科檢查診斷發現雙眼重度白內障（健檢時沒有白內障），醫師表示若不開刀治療恐怕引起其他如青光眼等併發症。

A先生無奈之下只好接受雙眼白內障水晶體置換手術。A先生對此感到不解，術後經過多方了解後才知道原來降膽固醇藥

（Statins，史他汀類）是引起白內障的原因，而且此藥物還可能帶來其他如糖尿病、腎衰竭、橫紋肌溶解等副作用，A先生因此不願意再吃藥。

獨門分析處置：一一排除體內發炎因素，禍首竟是重金屬殘留

A先生來到我門診時，清楚向我表示他雖然膽固醇高，但不願意再服用降膽固醇藥物來控制膽固醇。

實際上，我也不太認同當發現膽固醇過高時就使用膽固醇藥物來降低膽固醇。首先，大家要知道我們身體八十％的膽固醇是肝臟製造出來的，大家試想你的肝臟會莫名製造多餘膽固醇來危害你的健康嗎？當然不會！

當身體膽固醇值增加時，一定是身體有異狀，因為膽固醇是一種伴生物質，是肝臟合成用來應付傷害補破網用的，這個異狀最常見的是體內發炎。會造成體內發炎除了各種大小手術（包括拔牙）、慢性發炎疾病之外，毒物也是常見原因。

因此膽固醇高的人來我門診，我會先測發炎指數、重金屬、CRP（C反

表 3-4：現行但我不贊成的高血脂判定標準

判定項目		判定標準
1	總膽固醇≧ 240mg ／ dl	血脂指的就是血液中的酯肪，主要包括膽固醇和三酸甘油酯。只要符合其中 1 項即可診斷為高血脂。
2	高密度膽固醇≦ 40 mg ／ dl	
3	低密度膽固醇≧ 160 mg/dl	
4	三酸甘油酯≧ 200 mg/dl	

應蛋白）、紅血球沉降速率。如果都沒問題，就再測戴奧辛、多氯聯苯。在我的臨床經驗上，膽固醇高的人體內都找得到這些毒物。

A先生是生魚片熱愛者，我猜測他體內重金屬殘留量應該不低。因此，安排他抽血檢驗，結果發現血液中汞含量果然過高。

實際效果見證：排汞毒後，膽固醇降到正常值

A先生經過排汞治療後，血汞下降，膽固醇也降到正常，再也不需要吃降膽固醇藥物了。

除了A先生之外，我有位七十四歲的女

圖 3-6：台灣高血脂患者男女盛行率變遷

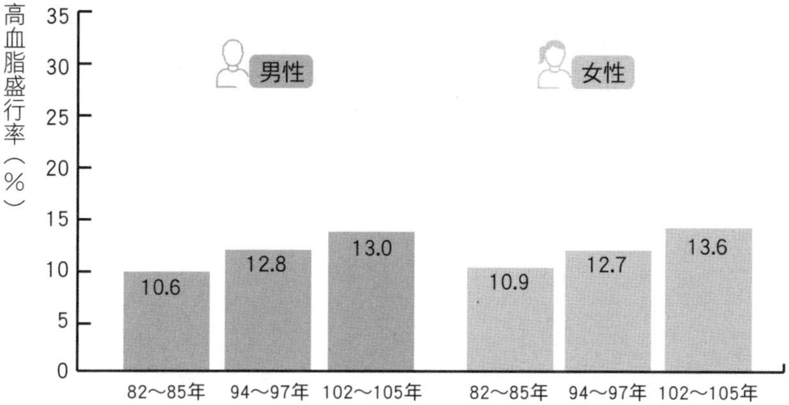

資料來源：台灣衛生福利部「國民營養健康狀況變遷調查成果報告 2013-2016 年」（發布日期 2019.07.12）

性患者也是有膽固醇過高正在服藥的狀況。她就診時，我觸診發現她骨盆腔有點壓痛，判斷她是慢性骨盆腔發炎，於是先給予抗生素治療。療程走完後發炎指數掉了，膽固醇也就從二百四十 mg／dl 恢復成一百六十 mg／dl 正常值。和 A 先生一樣，她也擺脫了膽固醇用藥。

膽固醇值高，原來是你的身體需要

關於膽固醇，我和目前醫學主流看法不太一樣。一般人對於膽固醇似乎是十惡不赦，認為心血管疾病、腦血管疾病、高血壓、糖尿病……，都和它脫離不了關係。

但我認為膽固醇是肝臟合成脂肪應付傷害用，嚴格說來它的存在是因為身體需要。

已經有不少研究告訴我們，六十歲以上老人，高膽固醇不影響心臟病發生率與死亡率，也比較長壽（見表3-5）。日本人口學研究也發現，最長壽的一組女生平均膽固醇高達二百七十二mg／dl，男生則高達二百六十七mg／dl。

而我自己在臨床上也發現尿毒症、長期慢性發炎的患者，若膽固醇值高則存活率相對高。另外，膽固醇降太多也會有失智、敗血症等問題。

當發現膽固醇值高的時候，我建議大家把握幾個重點：

①試著找出造成身體發炎、中毒、傷害等原因並加以排除。

針對發炎問題治療，而非盲目吃藥降膽固醇。因為演化中的基因是讓膽固醇

表 3-5：高膽固醇比較長壽研究整理一覽

研究者	樣本數	平均年齡	性別	觀察時間（年）	結論
Framingham[40]	753	60	男／女	30	總膽固醇降低與總死亡率增加有關
Weverling-Rijnsburger et al.[53]	724	89(>85)	男／女	10	死亡率與總膽固醇成負相關
Forette et al.[51]	92	82.2	女	5	高膽固醇低死亡率
Steering Committee[28]	75	(60 ～ 74)	男／女	4	與正常人相比，家族型高膽固醇患者死亡風險比為 0.69
Räihä et al.[48]	347	(>65)	男／女	11	死亡率和總膽固醇與低膽固醇成負相關
Jönsson et al.[54]	105	87	男／女	15	高膽固醇低死亡率
Menotti et al.[57]	2285	(65 ～ 84)	男	10	在二組觀察對象終無法證實高膽固醇與死亡率之關聯；在第三組觀察對象中發現高膽固醇低死亡率
Schatz et al.[58]	3572	77(71 ～ 93)	男／女	20	死亡率和總膽固醇成負相關

來修補身體，它的存在只是反應身體需要。我們應該要解決的目標不是膽固醇，而是造成身體發炎的原因。

根據我的觀察，炎症、毒物、自由基和脂質過氧化反應（體內自由基破壞多元不飽和脂肪酸所引起的作用，會造成細胞損傷、破壞，甚至導致細胞死亡），這些都是造成體內膽固醇上升的常見原因，如果沒有得到解決，膽固醇就會持續出任務。

②不要在乎總膽固醇值，降低壞膽固醇，增加好膽固醇才是重點。

以我自己為例，我在十年前總膽固醇值就超過二百二十mg／dl，但我並沒有服用降膽固醇藥物。實際上目前美國心臟協會對於有過心臟血管疾病的患者，其治療重點也擺在控制壞膽固醇LDL上，建議維持在一百mg／dl以下較安全。至於總膽固醇早在二〇一三年美國就不再將它列為控制重點，目前國際上也有共識不會單單因總膽固醇高而給予藥物治療。

六十歲以上的人，膽固醇與心血管疾病發生率與死亡率也沒有相關性，當然也沒有因果性（見表3-6）。如表3-5的一連串研究，也證實膽固醇高的熟齡者反而較長壽。

表 3-6：老人高膽固醇不影響心臟研究整理一覽

研究者	樣本數	平均年齡	性別	觀察（年）	結論
Simons et al.[46]	2627	(> 60)	男 / 女	5	高總膽固醇不能預測心血管死亡率
Weijenberg et al.[47]	885	(64–84)	男 / 女	5	高總膽固醇不能預測心血管罹病率
Räihä et al.[48]	347	(> 65)	男 / 女	11	高總膽固醇和低密度血脂不能預測心血管死亡率
Simons et al.[49]	2805	(> 69)	男 / 女	11	高總膽固醇和低密度血脂不能預測心血管罹病率
Abbott et al.[50]	4614	(65–93)	男	26	高總膽固醇不能預測心血管罹病率

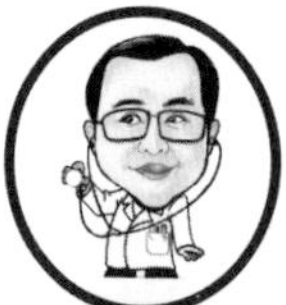
江醫師居家診療室

逆轉高血脂飲食對策

❶**蘋果**：蘋果有豐富的多酚、纖維素，一份俄亥俄州立大學的研究也證實蘋果能降低壞膽固醇LDL，有益血管健康[1]。

❷**酪梨**：酪梨營養價值高，又含豐富好油，可說是高血脂患者的好選擇。根據賓夕法尼亞州立大學研究[2]，發現酪梨對壞膽固醇LDL的影響最大，可有效降低壞膽固醇LDL。

❸**草莓**、奇異果：這兩種口感酸甜的水果，都具有保護血管的效果。根據一項台北醫學大學的實驗，發現每天吃兩顆奇異果，高血脂患者總膽固醇明顯下降、好膽固醇HDL也顯著增加。而一篇發表在《The Journal of Nutrition》的研究也顯示草莓能改善血管健康。

❹**薑黃**：薑黃能改善發炎，當體內發炎時膽固醇就會來修復組織，因此適量攝取薑黃改善發炎，自然能減少膽固醇的產生。一份研究[3]也發現補

充薑黃素可降低總膽固醇、低密度膽固醇、三酸甘油酯等，並維持高密度膽固醇值。

❺**堅果及堅果油**：堅果中含有豐富的單元不飽和脂肪酸及植物固醇，這些都是能降低膽固醇，維持血管彈性健康的營養成分。有許多研究也證實堅果及堅果油對高血脂患者有益，例如二〇一〇年五月份發表在《內科醫學文獻》期刊的研究，就指出實驗證實每天食用六十七克各類堅果（包括杏仁、榛果、核桃、夏威夷豆、開心果、花生等）持續八週，壞膽固醇LDL降低七・四％、三酸甘油酯下降十・二％。

❻**魚油**：魚油對於三高都有幫助，根據研究魚油能減少血液中的三酸甘油酯、超低密度膽固醇④，不過由於魚油容易氧化，且因環境污染嚴重導致有些魚油含有汞，這種魚油對血管就沒有幫助，因此要慎選魚油產品（挑選方式請參考拙作《吃對保健食品》）。

❼**蜂蜜**：研究顯示一般正常人和高血脂患者連續使用蜂蜜十五天，膽固醇降低八％、壞膽固醇LDL降低十一％，而好膽固醇HDL增加二％⑤。

逆轉高血脂生活對策

❶喝綠茶：綠茶中的兒茶素有助於降低血液中膽固醇。美國健康科學西部大學藥學系助理教授馮博士（Olivia J. Phung）就曾在《美國飲食協會期刊》發表過相關結果，他在二〇一一年十一月的研究中，分析了二十個臨床試驗研究，結果發現每天攝取一百四十五～三千毫克不等的綠茶兒茶素持續三～二十四週，可以降低血液中總膽固醇五・四六mg／dl，以及壞膽固醇LDL五・三mg／dl。

❷促進重金屬排出（螯合療法）及肝臟對於有機污染物的代謝：有許多研究證實塑化劑、重金屬如鉛、鎘、汞、砷等，都會增加血液中膽固醇。此外，各種化合物如全氟辛酸、戴奥辛、多氯聯苯等，也都與血中總膽固醇、壞膽固醇LDL濃度正相關⑥。甚至有研究指出長期暴露在Pm2.5環境中也會增加壞膽固醇LDL⑦。

❸養成固定運動習慣：運動可以改善血中脂肪的濃度，降低三酸甘油酯，

增加高密度膽固醇，這已經是眾所周知的常識。研究告訴我們比之於降膽固醇藥物，運動和健康的飲食可以挽救更多人口（約為藥物的六倍）⑧。想要改善高血脂，一定要動起來！

❹**釋放壓力**：壓力會促使三酸甘油酯增加，壞膽固醇 LDL 值上升。建議大家要培養各種興趣，學會釋放壓力。

① Func Foods, 2013; 5: 493-7

②《The Journal of Nutrition》，2019;ruv231

③《Journal of Cardiovascular Pharmacology and Therapeutics》-2016 Sep;68（3）:223-9

④ Durrington. P N et al. Heart 2001;85:544-548

⑤ Al-Waili NS. J Med Food. 2004

⑥《Environmental Research》，2018 Jan;160:298-305

⑦《Science of the Total Environment》，2019 Mar 1;654:1179-1186.

⑧ BMJ Open，2015:5:e006070

05

冠狀動脈心臟病

常常有漸進式徵兆

七十一歲的A女士，在二〇一七年突然發生胸痛合併冒冷汗的情況，疼痛感輻射至下巴、雙手。

A女士前往台中某醫學中心就診，運動心電圖無異常，使用舌下含片（硝化甘油）胸痛會緩解。其他口服藥每天吃，但是胸痛還是每一兩天發作一次。

病人轉向台中另一家醫學中心求診，做了「一〇二四切心臟電腦斷層」（英文為「Aquilion ONE」，屬於高階的心臟斷層掃描，有助於心血管疾病的早期發現與藥及術後追蹤），只發現小血管狹窄，用藥後胸痛還是持續發作。醫師建議轉診腸胃科，胃鏡只有胃破皮，吃胃藥胸痛無改善。

最後被轉診到身心科，看了一兩年，逐步增加藥量，最後開立含安眠藥、抗焦慮藥、抗憂鬱藥共五種，但是三年來胸痛一樣持續。

獨門分析處置：採取非藥物治療胸痛，更建議調整生活作息

A女士經人介紹來到我的門診。從她的主訴、過往病歷及問診三方綜合判斷，我診斷她是X症侯群（Syndrome X）——心臟小血管狹窄（輸送血液到心肌的小動脈狹窄者，導致抵達心臟的血液變少的一種心血管症狀）。

說到心臟疾病，上了年紀的人都還滿害怕的，畢竟台灣十大死因它老是名列前茅（見圖3-7），特別新聞又總時不時出現「某某某突然心肌梗塞撒手人寰」的報導，使得人心惶惶，而A女士也是其中一員。

其實X症候群是一種提醒，當我面對這樣的患者，我的概念會著重在協助病患減除危險因子，例如調整飲食、多運動等，同時先嘗試利用非藥物的方式來介入治療。再嘗試過各種調整而無法改善後，才考慮必要的藥物治療。

圖 3-7：台灣 2018 年十大死因

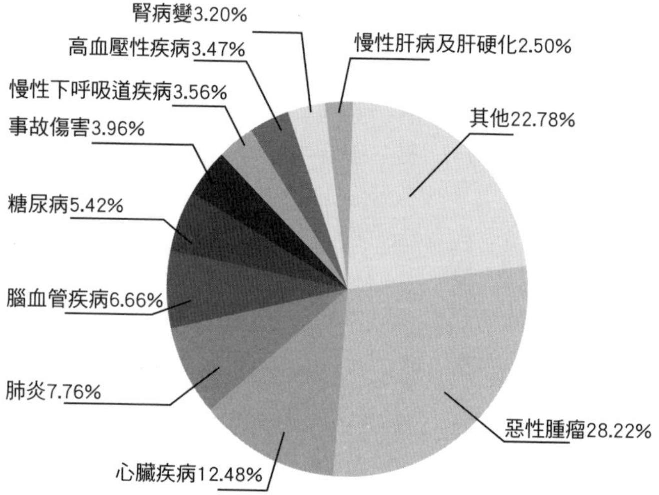

資料來源：台灣衛生福利部

因此，針對A女士我建議她接受「加強型體外反搏」（不是仿冒機的一般體外反搏）。A女士經過治療三十五個小時後，胸痛就完全消失了。另外，在我的建議下她也停止阿斯匹靈以及其他所有精神病的五種用藥。追蹤四個月沒有再復發。

實際效果見證：至今未再發生任何一次胸痛

實際上在我門診中，除了A女士之外，也有不少中風患者接受加強型體外反搏治療後，腳不麻、步態也穩了。

加強型體外反搏治療，是冠狀動脈心臟病等的治療新選項

「加強型體外反搏治療」（EECP）多用於治療冠狀動脈狹窄、心衰竭、中風、心肌缺氧等，進行的時候會在患者下肢綁上加壓帶，患者則平躺於機器上。EECP在心臟的舒張期利用外部擠壓的壓力，增加血管內皮細胞的剪力，改善血液的灌流，能讓患部產生新血管，滋養缺血細胞和組織。

因為是非侵入式治療，算是一種可以改善症狀，又沒有風險的治療方式，對於有需要改善心臟功能、中風等血管問題者，我滿推薦列入治療方式考量清單，因為經過長期追踨，病患存活率遠高於心臟血管支架。

我有一位六十八歲的糖尿病患者，原本腳部出現糖尿病足，被外科建議盡快截肢，後來接受了四十五個小時加強型體外反搏治療後，腳趾頭因缺氧而發黑的情況整個改善，當然也就不用截肢了。

江醫師小講堂

膽固醇濃度高的罪魁禍首是「發炎」

在心臟科有一份由J Stalmer等研究員發表於《JAMA Internal Medicine》（美國醫學會期刊）的研究①，相當出名且受到仰賴。這分研究針對一萬二千八百六十六位年齡介於三十五～五十七歲的心臟病高危險群男性，分析膽固醇與心臟病之間的相關聯。

研究發現心臟疾病死亡者中，血漿膽固醇最低者為一百八十mg／dl，而每降低一％血液中膽固醇含量，冠狀動脈心臟病的發生率就會降低二％，因此得出「膽固醇低對健康較有益」的結論。而台灣目前心臟科也多採信報告結果，當心臟病高危險族群血液中膽固醇含量高時，就會說服患者吃降膽固醇藥物。

我認為這樣的解讀不盡正確，是倒因為果。首先這是一份觀察型研究，而非介入型研究。要知道膽固醇是一種伴生物質，造成體內膽固醇濃度高的罪魁禍首是「發炎、毒素、傷害」。

因此充其量，這份觀察型報告只是告訴我們「當體內膽固醇低代表身體沒有發炎，組織較少遭受到破壞，死亡率自然較低」如此而已。

這就像明明事實是牆壁破洞少（發炎指數低）所以家裡比較不會漏水，但我們卻硬要解釋成水泥少（膽固醇低）的人家裡比較不會漏水。大家想想這是不是有邏輯上的謬誤！

江醫師小講堂

心臟會求救，只是你沒發現

在所有心臟病類型中，中老年人較常見高血壓性心臟病和冠狀動脈心臟病，其中冠狀動脈心臟病因冠狀動脈硬化而招致的心絞痛、心肌梗塞，更是形成猝死的主要原因。

「心臟病發作八成無徵兆」這是常見的觀念，但實際上心臟病發作並不總是突然的，有時它們是漸進的，只是患者輕忽或者沒意識到自己正在經歷心臟病，因而錯失緊急治療的機會。

《European Journal of Cardiovascular Nursing》期刊在二〇一九年有一份研究報告②，伊利諾伊大學的研究人員檢查了四百七十四例在急診室治療的心肌梗塞病例時，發現逐漸發作的情況並不為人所知。

在二百六十一例急性或突發性心臟病中，五十四％發生於劇烈運動之後。不過，另有二百零七名患者出現漸進症狀，沒有明顯的病因（如運動、情緒激動）。漸進症狀包括突然呼吸困難、不適、疲倦和疼痛（通常是胸部和手臂）並持續幾個小時。但由於患者缺乏辨識能力，不知道這就是心臟病發作，因此往往在發作兩個小時後才能得到緊急治療。

研究人員表示：「最佳治療時間是發作後兩小時，心臟組織在六小時沒有治療後會永久受損。這些患者他們需要知道自己心臟病發作，並立即去醫院。」提醒心臟病高危險群、心臟病患者要提高警覺特別留意，以免錯失黃金治療期。

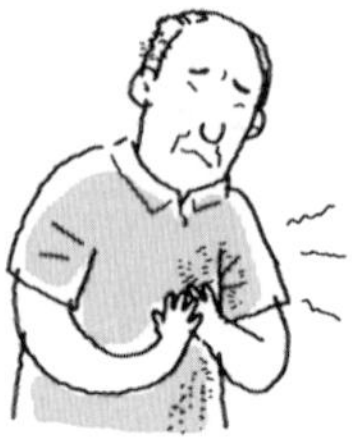

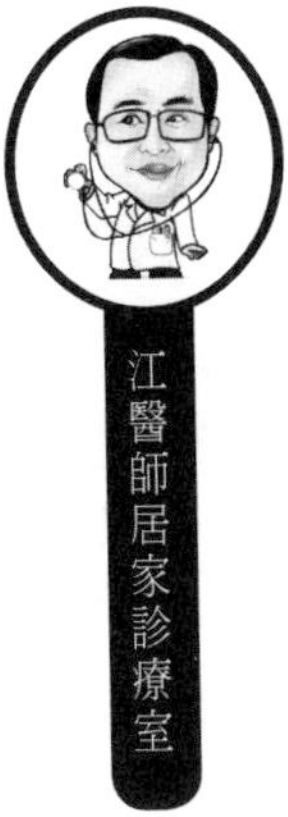

逆轉冠狀動脈心臟病飲食對策

❶ **魚油**：對心血管疾病而言，魚油是相當理想的營養補充。有研究[3]證實魚油能降低三酸甘油酯、超低密度膽固醇；另外研究[4]也指出如此能進而降低總死亡率、心臟病死亡率及心臟病猝死率。

❷ **蘋果**：蘋果對於心臟的好處，有諸多研究證實。牛津大學的研究員表示五十歲以上的人應該每天一個蘋果[5]；英國弗里姆利公園醫院的 **Malhotra** 博士的研究也發現每天一個蘋果，其預防心肌梗塞的效果跟吃降血脂藥物 **Statins** 一樣[6]。

❸ **黑巧克力**：研究[7]發現巧克力具有抗氧化和抗發炎的功效，能降低心臟病和中風發生率，其中又以黑巧克力最有效（依照歐盟定義：三十五％以上為黑巧克力）。

❹ **番茄**：番茄中的茄紅素有助於血管擴張，能改善心臟功能。研究[8]發現

煮熟的茄紅素護心效果更好。

❺開心果、杏仁果：開心果有助於降低血液中低密度膽固醇[9]；另有研究[10]證實杏仁果能保護血管，食用一個月內就能看到效果。

❻輔酶 CoQ_{10}、硒：輔酶 CoQ_{10} 是人體本來就有的成分。研究指出當體內輔酶 CoQ_{10} 只剩二十五％，心臟就會停止跳動。而輔酶 CoQ_{10} 含量會隨著年齡遞減，適量補充有其必要。研究[11]也證實輔酶 CoQ_{10} 和酵母硒能讓心臟病發作風險降低五十％。

逆轉冠狀動脈心臟病生活對策

❶維持良好睡眠品質：研究[12]指出長期睡眠不足會導致動脈中的斑塊堆積，使得動脈變硬，最後阻塞。想護心，請好好睡。

❷治療牙周病：牙周病細菌會釋放有毒脂肪，當毒素進入血管會破壞血管壁，若長期置之不理，心肌梗塞發生率會提升。

❸遠離加工類食品：研究[13]顯示加工類肉品會提高心臟疾病與死亡率的風

險，而加工食品中的磷酸鹽會導致心血管鈣化也會造成傷害。

❹**遠離重金屬、塑化劑**：重金屬和塑化劑雙雙都會造成心血管疾病罹患率的增加，這在研究中接獲得證實[14][15]。

❺**早餐吃得好**：二〇一七年有研究[16]發現不吃早餐或早餐量太少（不足二十％的全天熱量），七十五％會出現動脈粥狀硬化的現象。研究者推測這是因為沒有吃早餐會打亂生理時鐘，導致於在其他時間進食量更大。建議大家進食定食定量。

❻**養成運動習慣**：運動有益心血管健康增加血管彈性，更棒的是研究[17]發現，高齡及缺乏運動者若養成運動習慣，將會是改善最明顯的一群。

❼**遠離糖、代糖其相關製品**：不論是糖或者代糖都會增加心血管疾病死亡的風險。美國《JAMA》曾刊登一天喝三罐氣泡飲料，得到心臟疾病的機率將會是一天添加糖攝取量不到總熱量十％的人的三倍。加拿大《CMAJ》也有研究[18]證實經常攝取含代糖飲料（每天一種以上），罹患心臟病的風險較高。

① 《JAMA Internal Medicine》, 1982. 248（12）:1465-1477
② 《European Journal of Cardiovascular Nursing》, 2019:1474515119871734
③ Durrington. P N et al. Heart 2001;85:544-548
④ Bucher HC, Am J Med.2002
⑤ 《British Medical Journal》, 2013; 347:f7267
⑥ 《BMC Med》 - 2016;14:4
⑦ 《British Medical Journal》, 2011; 343: 01488
⑧ 《PLOS One》 - 2014;9:e99070
⑨ 《The Journal of Nutrition》, 2010;140:1093-8
⑩ 《Free Radical Research》, 2014; 48: 599-606
⑪ 《International Journal of Cardiology》, 2012;22May
⑫ 《Nature》, 2019; 566:383-7
⑬ Circ Heart Fail,2014 Jul;7(4):552-7
⑭ 《British Medical Journal》, 2018; 362: k3310
⑮ Am J Physiol heart Circ Physiol, 2017;313:H1044-53
⑯ 《Journal of the American College of Cardiology》, 2017;70:1833-42
⑰ European Society of Cardiology Euro CMR 2019 congress, May 3, 2019
⑱ 《Canadian Medical Association Journal》, 2017;189:e929

06

痛風

治標不治本，甚至會引發腎臟病變

四十四歲的D先生是一位工人，因痛風而起的關節疼痛對他來說是家常便飯，每個月幾乎都會發作，也因此他對於自己的痛風關節炎非常熟悉。

第一次來診所給我看診的時候，他開口第一句話就是：「醫生，依照我的經驗，我看我的痛風又發作了！」以往每次痛風發作，D先生就是打止痛藥物緩解疼痛。

獨門分析處置：雙管齊下！吃應該吃的與避開不該吃的

根據衛生福利部二〇一九年的統計

資料①台灣高尿酸人口數約三百二十八萬，而依據「高尿酸血症患者約有十分之一會罹患痛風」的標準來估算，台灣地區痛風的人口數將近三十三萬。無論是高尿酸血症或痛風，只要沒控制好，都很有可能出現腎臟病變、高血脂等併發症。可惜還有很大一部分的人對痛風的想法是：「雖然痛風痛起來要命，連路都不能走，但發作的時候吃一下止痛藥或打針，忍一忍過了就好。」就像患者D先生，以往痛風發作就是打止痛針。

我一直認為尿酸過高、痛風是很簡單就能控制好的疾病，光靠吃止痛藥、打止痛針，絕對不是理想的治療選擇，因為每次服用和施打止痛消炎藥都會對健康造成傷害，尤其是腎臟。

最好的治療對策就是從生活中做起，改善自己的飲食內容、調整不良的生活型態，必要時配合規律的治療，每天堅持這麼做，長期下來一定可以看到效果。

D先生接受了我的建議，調整自己的飲食，先暫停食用動物的肝和腎（肚、腸的普林一般般，可以吃）、鯊魚、鯧魚、鰻魚、白帶魚等無鱗魚、蝦子等有殼海鮮、苜蓿芽等高普林食物及番茄，但嚴格遵守了一陣子，痛風還是照常發作。

我建議他除此之外，每天再多加補充幫助降低身體發炎反應的魚油、有助降低尿酸合成增加腎臟排泄的薑黃；另外多吃對降低痛風發作有益的櫻桃、可幫助降低尿酸的洋蔥；並建議他多喝無糖可可，一方面其代謝物不會堆積在組織裡使痛風惡化，另一方面又能增加水的攝取量促進尿酸排泄。

實際效果見證：追蹤兩年，就連冬天也都安然度過

D先生的飲食重新調整，並額外補充一些有助緩解痛風發作的食物和營養補充品後，每個月都要定期報到的痛風消失得無影無蹤了！我們持續追蹤了兩年，就連較容易發作的冬天也都安然度過。

痛風的臨床三階段表現

痛風是一種因普林代謝障礙使尿酸累積體內成高尿酸血症（七mg／dl）而起的疾病。臨床上痛風的表現可成三個階段（見圖3-8）：

第一個階段：無症狀高尿酸血症

此階段尿酸值偏高，但無明顯症狀。

第二個階段：間歇性痛風發作期

在無預期的狀況下，腳趾頭等身體某部位突然劇烈紅、腫、痛，這現象我們稱之為「痛風發作」症狀大約一個星期左右消失。爾後不斷經歷痛風發作又治癒的過程，即為「間歇性痛風發作期」。根據統計，發作二十次之後每次發作都會傷害腎臟。

第三個階段：慢性痛風

在「間歇性痛風發作期」沒有妥善治療，痛風持續惡化，將變成慢性痛風。此階段患者除了經常感覺患部疼痛外，體內累積的尿酸還會在關節、耳廓等身體各處堆積成粒狀或球狀的凸起，我們稱做痛風石。另外，還可能引起腎臟病變等各種併發症（見圖3-10）。

圖 3-8：痛風發展三步驟

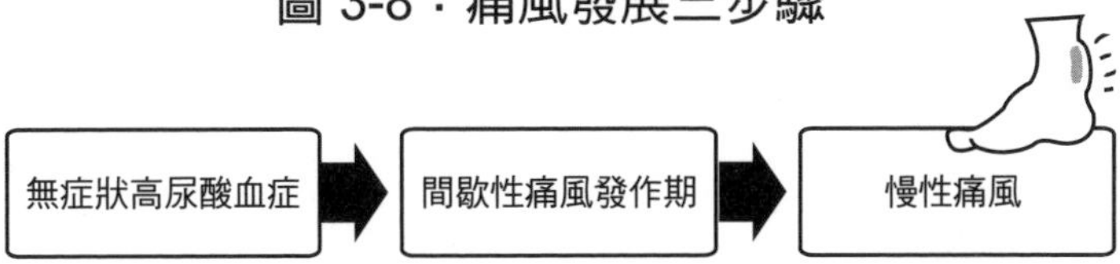

圖 3-9：2013 ～ 2016 年台灣年齡別、性別之高尿酸盛行率

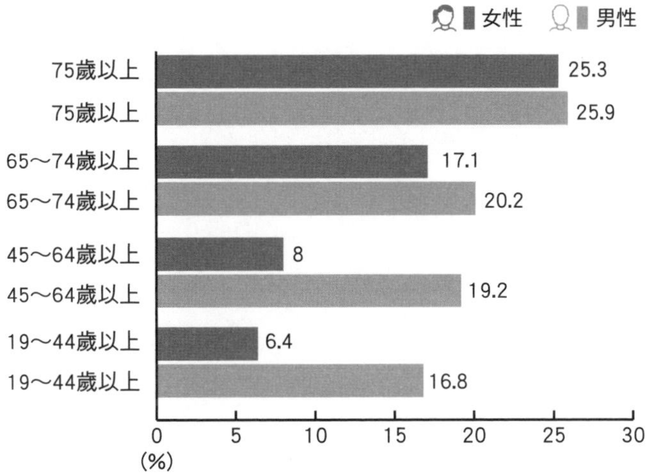

資料來源：台灣衛生福利部國民健康署「2013 ～ 2016 國民營養健康狀況變遷調查」

圖 3-10：高尿酸血症的併發症

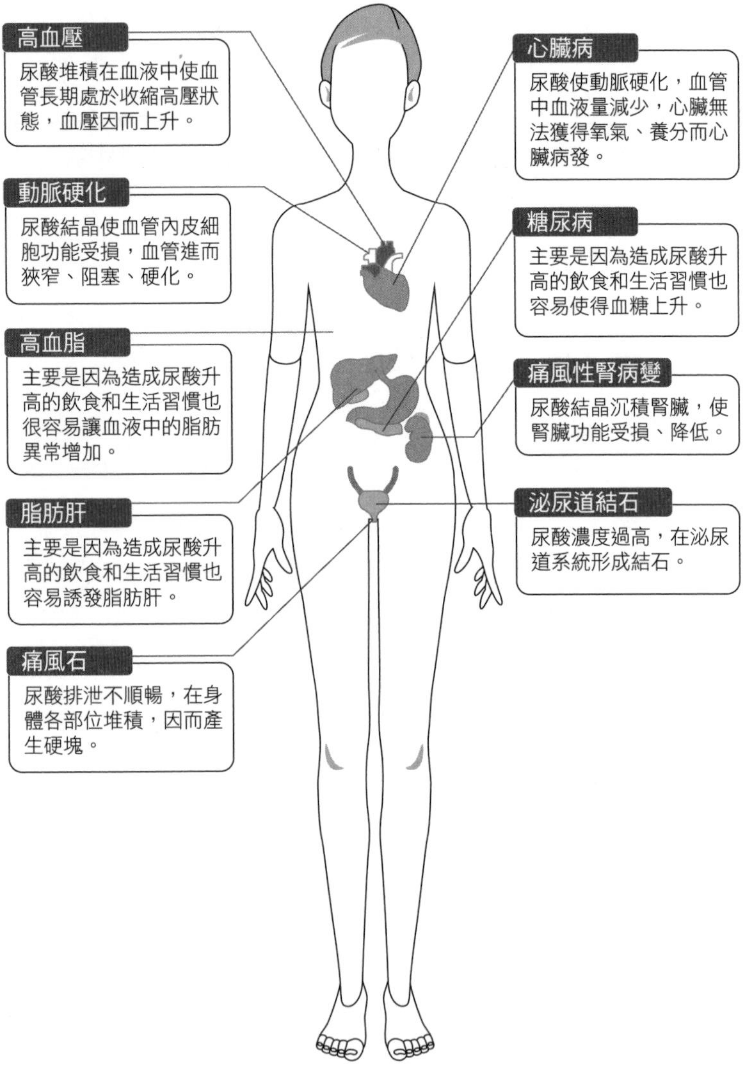

高血壓
尿酸堆積在血液中使血管長期處於收縮高壓狀態，血壓因而上升。
動脈硬化
尿酸結晶使血管內皮細胞功能受損，血管進而狹窄、阻塞、硬化。
高血脂
主要是因為造成尿酸升高的飲食和生活習慣也很容易讓血液中的脂肪異常增加。
脂肪肝
主要是因為造成尿酸升高的飲食和生活習慣也容易誘發脂肪肝。
痛風石
尿酸排泄不順暢，在身體各部位堆積，因而產生硬塊。
心臟病
尿酸使動脈硬化，血管中血液量減少，心臟無法獲得氧氣、養分而心臟病發。
糖尿病
主要是因為造成尿酸升高的飲食和生活習慣也容易使得血糖上升。
痛風性腎病變
尿酸結晶沉積腎臟，使腎臟功能受損、降低。
泌尿道結石
尿酸濃度過高，在泌尿道系統形成結石。

江醫師小講堂

痛風不只造成關節變形，更是危及生命的疾病

多年的門診經驗我發現不少人認為「痛風是尿酸高的極致表現」，也就是說尿酸一直在體內累積到最後，最糟糕的狀況就是形成痛風石，讓關節變形。

這是一個很危險的觀念，必須要導正，因為高尿酸對身體的威脅不僅止於如此，它會引發心肌梗塞、腦出血、尿毒症等危及生命的疾病。

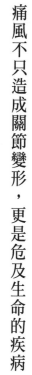

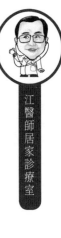

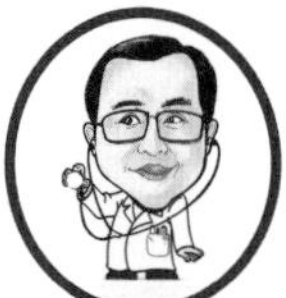

逆轉痛風飲食對策

❶**水**：血液中的尿酸大部分都是經由腎臟，最後與尿液一起排出體外，因此攝取足夠的水分，每天至少兩公升，讓尿量增加，就能減少尿酸累積於體內。

❷**薑黃**：薑黃是天然抗發炎劑，所含的薑黃素可幫助改善關節發炎疼痛。另外一項研究[2]顯示使用薑黃素藉由降低尿酸合成、增加尿酸排泄兩個機轉可降低身體的尿酸濃度。

❸**槲皮素**：槲皮素具有抗發炎作用，可幫助緩解關節發炎疼痛。另有研究指出槲皮素能抑制製造尿酸的酵素，減少尿酸的產生，降低痛風發作的機率。柑橘類、蘋果、洋蔥都富含槲皮素，其中洋蔥表皮的含量最為豐富。

❹**葉酸**：葉酸有利尿酸代謝，二〇一七年的一份實驗研究③驗證了這項說法，一萬多名高血壓患者持續五年補充葉酸，尿酸降低的幅度比未補充者大。

❺**維生素C**：研究④證實維生素C可促進尿酸排泄，降低痛風的發作。

❻**酸櫻桃、櫻桃**：兩項小型研究⑤分別顯示吃櫻桃和喝酸櫻桃濃縮液後，尿液中的尿酸濃度增加。這就表示體內有更多的尿酸被排出。

逆轉痛風生活對策

❶**適度運動**：運動可幫助改善多種疾病，包括痛風，但建議適度即可，過度不但沒有幫助反而有傷害。

❷**限制飲酒量**：酒精會促使尿酸產生，對於痛風的壞處多於益處，偶爾小酌也非不可，但一定要限制飲酒量。

❸**適度減肥**：肥胖是慢性病的溫床，多數肥胖都是飲食和生活習慣所致，而這些習慣也同樣會使尿酸濃度變高，因此適度減肥肯定有益痛風的控制。

❹**減少攝取高普林食物**：雖說體內代謝所產生的普林比從食物攝取的量還多，但過量攝取高普林食物還是不好，尤其痛風急性期更是不可，所以建議減量。

❺**小叮嚀**：豬肚、小腸的普林不高。另外，黃豆雖然會增加尿酸，但是降低痛風發作，痛風患者不需禁忌，番茄低普林但是會增加痛風發作要少吃。

---

① 台灣衛生福利部國民健康署「2013～2016 國民營養健康狀況變遷調查」

② 《Journal of Cardiovascular Pharmacology》，2016 Sep;68（3）:223-9

③ 《The American Journal of Clinical Nutrition》，2017 Apr;105（4）:882-889

④ 《Archives of internal medicine》，2009;169:502–7

⑤ Robert A. Jacob, J Nutr. 2003 Jun;133（6）:1826-9、《Journal of Functional Foods》，2014; 11:82-904

07

過敏性鼻炎

可以有藥物以外的選擇

三十一歲的A先生，從小學開始就飽受過敏性鼻炎的困擾，每天早上一起床噴嚏就打個不停，要知道他是否已經起床很簡單，只要聽聽看房間有沒有傳出「哈啾～哈啾～」的聲音就可以了。

噴嚏打完之後，他接著會衝到廁所抽衛生紙，一張又一張，因為鼻水就像沒關緊的水龍頭一樣，滴滴答答。

為了這擾人的問題，A先生從小到大定期至醫院診所報到，只是無論是耳鼻喉科、兒科還是內科，醫生開立的藥物、噴劑總是一開始有效，然後漸漸失效，並且還會出現嗜睡的副作用。

獨門分析處置：從防止身體的發炎反應下手

A先生來我的門診時，就和許多鼻子過敏的患者一樣，提到自己的鼻子既無力又無奈並帶著一點憤怒。事實上，每天和鼻子癢、狂打噴嚏、流鼻水、鼻塞、眼睛癢奮戰，光是用想的就讓人覺得累，更何況是親身經歷呢！而且吃藥看醫生也只能緩解不適，暫時解決困擾，過敏症狀還是任性地想來就來，這一點真是讓人感到非常挫敗！

針對過敏性鼻炎的治療，過去多是以抗組織胺和鼻噴劑型態的類固醇為主，不過近幾年來，陸續有研究發表顯示：營養品對於過敏性鼻炎有頗為顯著的改善和防治。

例如：具有極強抗氧化和抗發炎功能的薑黃，可幫助減少鼻氣流阻力進入而緩解打噴嚏、鼻塞等症狀[1]；有「超級食物」美譽的藍藻可提升免疫力，能改善鼻炎，對於鼻炎所引起的鼻塞、鼻癢、流鼻水、打噴嚏，有一定的改善效果[2]。

過敏就是一種身體的發炎現象，我始終認為從營養的補充、飲食和生活習慣的調整，以及環境的改善多方面著手，才是調理此疾病的根本。

因此，A先生到我這裡就診，我一開始就禁止他去室內溫水游泳池，更使用了高劑量的藍藻和薑黃，幫助對抗發炎、提升免疫力，在不適症狀改善之後，接著我再請他補充鵪鶉蛋，它對過敏性鼻炎的療效也在二〇一九年的研究中獲得了證實③。

實際效果見證：五個月後跟過敏性鼻炎說掰掰

A先生在認真配合治療之下，從來到我的門診的那天開始算起兩個半月，所有之前會出現的過敏性鼻炎反應全都消失了！更棒的是，至今五個月他從來沒有一天因過敏性鼻炎的不適而感到困擾，現在每天早上起床再也不會狂打噴嚏、流鼻水、鼻子癢、眼睛癢了！不過他算是比較好處理的病人，另一類的病人還動用到高劑量益生菌。

圖 3-12：過敏性鼻炎 ARIA 分類法
（Allergic Rhinitis and Its Impact on Asthma）

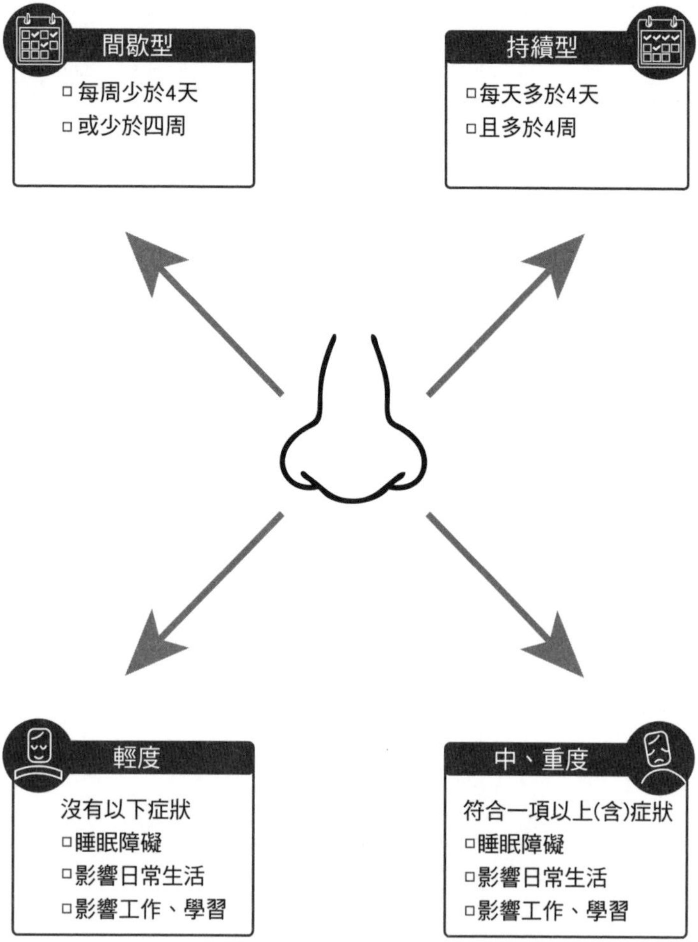

健康即時通

就連黑眼圈都是過敏性鼻炎造成的！

有過敏體質的患者，將過敏原吸入鼻腔，不斷刺激鼻黏膜和腺體，進而引起鼻腔內一連串的發炎反應，這就是典型過敏性鼻炎發作的來龍去脈。

過敏原來自哪裡呢？過敏原就來自於我們生活的周遭，可能是動物皮毛屑、花粉、棉絮、空氣污染、溫度變化、異常的氣味等。每個人的過敏原不一定相同，每個人也不見得只對一種物質過敏。

一般提到過敏性鼻炎，我們會想到鼻子癢、打噴嚏、流鼻水、鼻塞、眼睛癢、說話有鼻音等症狀，但過敏性鼻炎對生活造成的困擾豈止這些！

過敏性鼻炎經常發作，還會出現黑眼圈、頭痛、睡眠障礙、注意力不集中等問題，長此以往更有可能誘發氣喘、造成記憶力減退、出現睡眠呼吸中止等令人擔心的狀況。

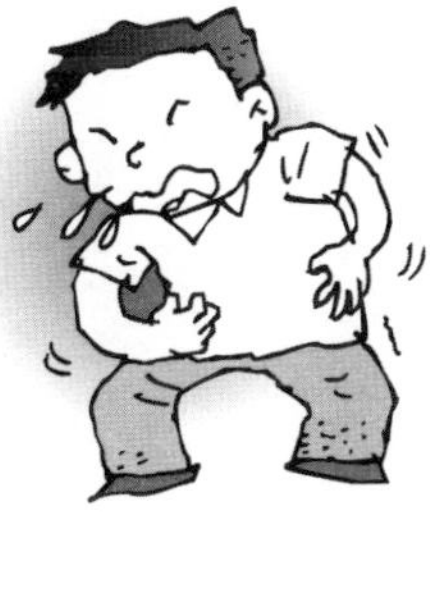

江醫師小講堂

飲食西化也是過敏的引爆點

根據衛福部健保署的統計資料，現今台灣過敏性鼻炎的盛行率大概是三十%，也就是說三個人裡面就有一個人飽受經常打噴嚏、流鼻水、鼻子癢、眼睛癢等不適所苦。因為患病人數實在眾多，關於過敏性鼻炎的探討和研究也不少，其中有個觀點我想特別提出來與大家分享。

二〇一三年，一份針對五十一個國家的三十一・九萬位青少年和十八萬一千位的六歲孩童進行的飲食研究調查④顯示：速食可能導致鼻炎、氣喘和濕疹，或使之惡化，尤其每週食用三次以上影響更為明顯且嚴重。

在飲食越來越西化的現今，希望大家能正視速食對身體健康帶來的負面影響。面對這個難纏的疾病，除了使用抗組織胺、類固醇等藥物治療之外，我強烈建議大家從根本的調理做起，多留心什麼東西會造成自己鼻炎發作，注意營養的補充、飲食的調整，並認真改變生活型態。如此一來，相信一定可以減少鼻炎發作的頻率，一步步達成不藥而癒的目標。

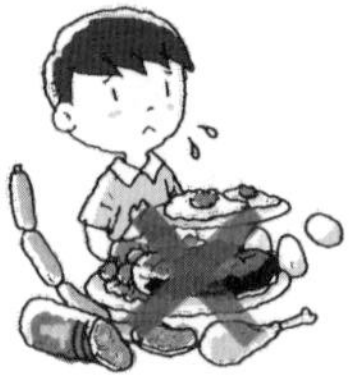

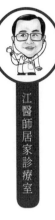

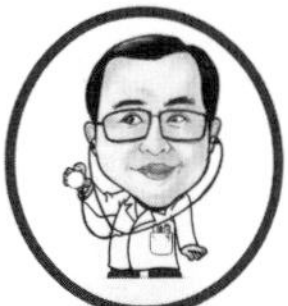

逆轉過敏性鼻炎飲食對策

❶ **薑黃和含有薑黃素的食物**：薑黃是天然的抗炎劑，其所含的薑黃素可幫助抗氧化、抗發炎，對於緩解鼻子過敏反應有一定的幫助。在生活中容易取得的咖哩、九層塔、黃芥末等食物都含有薑黃素，平日可多加攝取以幫助防治鼻過敏。

❷ **藍藻**：藍藻具有改善鼻塞、流鼻水、打噴嚏等過敏反應的功能，這資訊也在不少雙盲隨機對照研究中獲得了證實和支持。

❸ **維生素D**：維生素D是身體各器官和免疫細胞等正常運作的重要成分，攝取量不足可能會使免疫系統運作異常，進而造成過敏。我們可以從鮪魚、鯖魚、野生鮭魚等含高油脂的魚，以及海洋動物的肝臟攝取維生素D，若擔心重金屬污染問題，也可以選購維生素D營養品。

❹ **蔥**：蔥可通利鼻竅，中醫使用蔥緩解過敏性鼻炎行之有年。蔥含有可幫

助對抗發炎反應的槲皮素，其可改善鼻炎不適症狀的功效也在二〇一九年的醫學研究⑤中獲得了證實。

❺**洋蔥**：洋蔥含有豐富的槲皮素，槲皮素可說是天然抗組織胺，能減少身體產生的組織胺，並且具有良好的抗發炎作用，可抑制、降低鼻子的過敏反應。蘋果、柑橘類、茶葉等天然食物中，也含都有槲皮素。

❻**益生菌**：益生菌能增加腸道好菌，腸道菌相平衡，免疫系統也就不會失衡。在平日生活中適量補充益生菌，對於如異位性皮膚炎、過敏性鼻炎等過敏疾病的防治，都有很大的幫助。

逆轉過敏性鼻炎生活對策

❶**盡量不吃速食**：薯條、漢堡等速食對人體的傷害已經過醫學實驗獲得證實，其所含的高濃度飽和以及不飽和脂肪酸容易造成免疫系統失衡，誘發並使過敏、炎症等問題更加惡化。

❷**每天適度曬太陽**：曬太陽是為了獲得維生素D。維生素D的補充不是只

能靠飲食，事實上最簡單且經濟實惠的方法就是曬太陽。參與製造合成維生素D是紫外線UVB，它波長較短，當太陽角度太斜時它就會被過濾掉，即便曬太陽也吸收不到，因此想要促進維生素D的合成，建議在正中午十二點的時段進行十到十五分鐘日光浴。而且此時穿透力較強、會進入真皮層導致曬黑、老化等肌膚問題的UVA較小，也無需擔心皮膚癌的威脅。此外要特別提醒，UVB並不是曬越多就能補充越多維生素D，過量會曬紅、曬傷、脫皮，多曬無益，時間長短剛剛好就好。

❸**適度規律運動**：騎車、游泳、瑜伽、慢跑等有氧運動，有助於緩解鼻黏膜腫脹不適，也可以幫助增強免疫力，降低鼻過敏發作的頻率。

❹**少吃甜點**：吃太多甜食，攝取過量的糖，會削弱白血球吞噬病菌的能力，身體的免疫力自然也跟著變差，對於改善鼻過敏沒有任何一點幫助。

❺**維持充足睡眠**：睡眠和免疫系統的關係密不可分，睡得好免疫系統跟著好，免疫系統正常運作，便能幫助降低鼻過敏發作機率。

❻**小叮嚀**：避免去室內溫水游泳池。

① 《Annals of Allergy, Asthma & Immunology》, 2016 Dec;117(6):697-702.e1.

② 《European Archives of Oto-Rhino-Laryngology》, 2008 Oct;265（10）:1219-23.

③ 《Journal of Dietary Supplements》, 2019 Nov; 25:1-14.

④ 《Thorax》, 2013

⑤ 《Asian Pacific Journal of Allergy and Immunology》, 2019 Aug 18

08

胃食道逆流

探究個人原因很重要

三十八歲的B先生是一位上班族，五年前胃食道逆流找上了他。之所以會發現是因為以往晚上入睡後他通常都能一覺到天亮，但突然間常常因咳嗽而醒，而且白天的聲音也都啞啞的。

他到台北某醫學中心就診，經由胃鏡檢查確認罹患胃食道逆流。醫生開給他三個月的氫離子幫浦阻斷劑（Proton Pump Inhibitor, PPI，見表3-7），藥一吃下去逆流狀況馬上改善許多，但停藥之後兩個禮拜就又復發。

他再次去醫院報到，拿了一樣

的處方箋，從此之後展開反覆吃強烈制酸劑的人生。

獨門分析處置：首要工作是重建腸胃道環境

胃食道逆流就是下食道括約肌鬆弛，胃部內容物逆流回食道。它到底是怎麼造成的？目前為止沒有標準答案，還在研究討論中，但是可以確定的是它沒有辦法以藥物治癒，只能緩解。

處理胃食道逆流的問題，醫生通常會根據症狀開立胃藥給患者吃，就像我的患者B先生一樣。很多人最後甚至連醫療院所都不去了，自己當起了醫生，不適症狀出現的時候就去藥局買胃藥。

關於胃藥，我基本是持保留態度的，尤其是長期使用。胃酸是人體重要的分泌物，長時間被抑制或是稀釋，肯定會引發許多的腸胃道問題。

另外，近年來有越來越多人對醫治胃食道逆流、胃潰瘍等疾病的氫離子幫浦阻斷劑產生質疑的聲音出現，從二〇一三年開始一連串的研究更指出長期使用氫離子幫浦阻斷劑會傷害腎臟、造成腹瀉、導致骨鬆、誘發失智等嚴重問題。

表 3-7：胃食道逆流常用藥

藥物名稱	作用	作用
制酸劑	中和胃酸	緩和
H2 受體拮抗劑（Histamine 2 receptor antagonist）	抑制胃酸分泌	一般
氫離子幫浦阻斷劑（Proton Pump Inhibitor, 簡稱 PPI）	抑制胃酸分泌	強烈

B先生來找我的時候，已經反覆吃了好幾年的強烈制酸劑，不難想像他的腸胃道環境有多麼糟糕，而且還引起腎功能衰退，因此我告訴他不要再吃胃藥了，我改用蜂蜜緩解他的胃食道逆流問題。

蜂蜜對腸胃道的幫助是已經獲得西方醫學研究證實的，我讓B先生在睡前吃足夠劑量的純蜂蜜，幫助修復受傷的胃黏膜和下食道括約肌，重建一個健康的腸胃道環境。

實際效果見證：三個月就讓糾纏五年多的胃食道逆流獲改善

在我的建議下，B先生不吃胃藥改吃蜂蜜（有特殊服用方法，因人而異），連續吃了三個月後，他告訴我夜咳的困擾沒了，每天都能一夜好眠，另外聲音也恢復以往的清亮，同事或朋友沒再反映過他聲音沙啞的問題。

B先生最後一次來診間的時候，整個人看起來精神多了，只花三個月的治療時間，就讓糾纏他五年多的胃食道逆流獲得明顯的改善，我們都感到相當開心。更令人振奮的消息是，連續追蹤了兩年，B先生的胃食道逆流都沒有再復發！

健康即時通

胃食道逆流的臨床不只火燒心

因為廣告的關係，一般人對於胃食道逆流最有印象的症狀是：火燒心、溢刺酸。事實上，除了典型的食道有灼熱感和口腔有異常酸味之外，進食疼痛、胸痛、胃灼熱、咳嗽、聲音沙啞等也都是胃食道逆流的臨床表現。

我們常見用於胃食道逆流的胃藥有制酸劑、H2受體拮抗劑、氫離子幫浦阻斷劑這三種。

它們主要功能就是中和或抑制胃酸，讓胃酸濃度降低，減輕對食道的刺激，只是作用的強度不同，其中氫離子幫浦阻斷劑的藥效最強，可瞬間將胃酸的酸度降低。

江醫師小講堂

胃食道逆流是一種很個人化病症

胃食道逆流、消化不良等腸胃問題都是現代人很常見的毛病，在台灣有腸胃問題的人口數一年比一年增加，以胃食道逆流為例，大概每四個人裡面就有一個人有過火燒心、胸悶、口酸等經驗。

一直以來大量的資訊都告訴我們，抽菸、喝酒、吃太辣、吃太酸、吃太油都會造成胃食道逆流，就連廣告也說：「吃甜食、喝咖啡，又讓你胃食道逆流了嗎？」

事實上，已有研究證實胃食道逆流的成因與上述行為和食物無關，況且胃食道逆流的成因很個人化，每個人發生的原因都不同，因此研究證實統一進行戒菸、戒酒、不吃辛辣食物、不喝咖啡等預防性的限制措施是沒有必要的。

我建議大家要多加注意會造成自己胃食道逆流不適症狀出現的原因或食物，減量食用、減少相關行為即可。

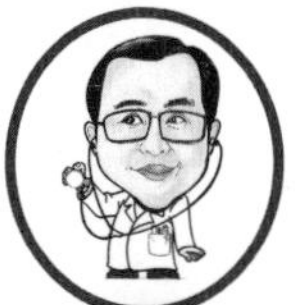

江醫師居家診療室

逆轉胃食道逆流飲食對策

❶**蜂蜜**：中醫認為蜂蜜有補益脾胃之氣的功效，近年來西醫也認同這樣的觀點。胃食道逆流吃蜂蜜，可幫助修復受損的下食道括約肌，緩解不適症狀。

❷**蘆薈糖漿**：蘆薈對於舒緩消化不良有不錯的效果，也是治療胃食道逆流的好幫手。二〇一五年《中醫藥雜誌》①這本英文期刊中，刊登了一篇研究，證實每天飲用十毫升蘆薈糖漿有助於減輕胃灼熱不適、減緩逆流狀況。

❸**低碳水化合物飲食**：高雄長庚的醫學研究指出，低碳水化合物飲食有益於胃食道逆流患者，可改善胃中食物逆流至食道的現象。

逆轉胃食道逆流生活對策

❶**睡覺時調整頭部的高度**：睡覺的時候用適合的物品墊高頭部和肩部的高度，可讓胃裡的東西不這麼容易回流。

❷睡覺時左側躺：左側躺時，胃中內容物會存放在胃體部，也就是空間最大的中間部位，這個姿勢較不容易讓胃酸逆流至食道（見圖3-12）。

❸飯後嚼口香糖：飯後嚼口香糖，可以刺激唾液的分泌，有助於中和胃酸，改善胃食道逆流。早在二〇〇一年刊登於《營養藥理學與治療學》②醫學雜誌上的一篇實驗研究報告即證實此觀點。

❹每天練習腹式呼吸：腹式呼吸的重點就是用肚子呼吸（見圖3-13），吸氣時下食道括約肌底下的橫膈膜會收縮，使胃食道接合處關閉，防止逆流。經常練習也能使下食道括約肌更有力，進而改善胃食道逆流的症狀。二〇一二年《美國腸胃病學雜誌》③刊登的一篇臨床實驗顯示，胃食道逆流患者在利用腹式呼吸一個月後不適症狀明顯改善，連續執行九個月，用來舒緩不適的藥量也減少了。

❺不吃宵夜：吃宵夜的人多數習慣吃完後就倒頭呼呼大睡，但飯後四小時內平躺睡覺會增加胃酸逆流的可能，有胃食道逆流困擾者最好戒宵夜。

❻**體重超標要減重**：體重過重會造成腹壓增加，容易誘發或使胃食道逆流惡化。胃食道逆流者若有肥胖問題請減重，以降低不適症狀發生的頻率。

圖 3-12 睡覺時左側躺有助於防止胃食道逆流

左側躺時，胃中內容物會存放在胃體部，也就是空間最大的中間部位，這個姿勢較不容易讓胃酸逆流至食道。

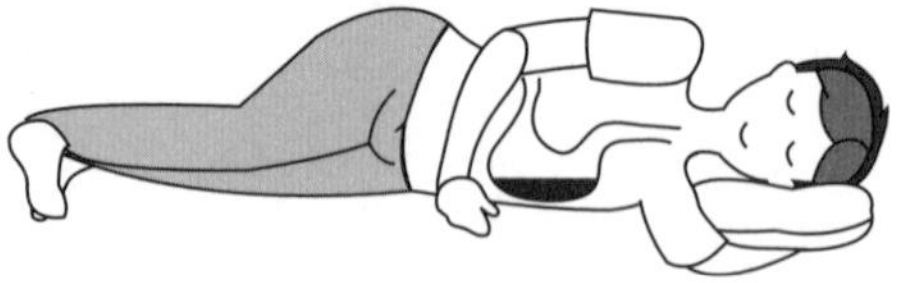

圖 3-13：腹式呼吸 3 步驟改善胃食道逆流

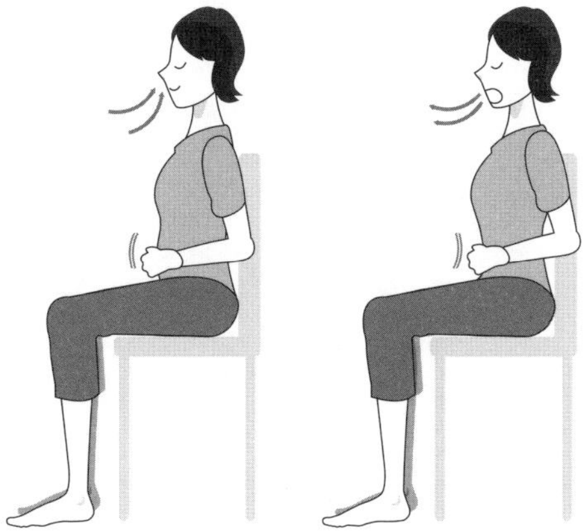

1. 身體放鬆，坐或躺。
2. 手放肚子上，用鼻子慢慢吸氣，感覺肚子鼓起，維持約4秒。
3. 嘴巴慢慢吐氣4～8秒至肚子內縮凹陷。

① 《Journal of Traditional Chinese Medicine》, 2015;35:632-6
② 《Alimentary Pharmacology & Therapeutics》, 2001 Feb;15(2):151-5
③ 《The American Journal of Gastroenterology》, 2012 Mar;107(3):372-8

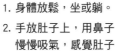

09

牙周病

竟會造成心臟病

四十二歲C先生，來我的門診是因為感冒，針對感冒病情我依照慣例給予營養補充治療，並提供生活習慣調整的建議。

看診將結束時，他提到先前在台北醫學中心被診斷為狹心症，並陸續做了幾次心血管相關手術。我問了他一些訊息，對於這結果感到不解，繼續追問竟發現，原來他的心血管問題是牙周病造成的！

獨門分析處置：牙周病連動到心血管疾病，輔酶 CoQ_{10} 幫大忙

C先生這個案例我印象特別深刻。四十二歲正值壯年的他，不抽菸，血糖、血脂、血壓正常，沒有三高的問題，但卻被診斷為狹心症，並且接受心導管手術，在身體裡放了兩個支架。不僅如此，後來因為胸痛的問題送急診，結果又被放了一個血管支架。

依照他的身體條件和檢查數值，怎麼看都不像是心血管疾病高風險對象，對於他的心臟病為什麼會發生我感到相當納悶。於是看診的時候和他多聊了幾句，中間我聽到了關鍵句：「刷牙會流血」。我們要知道牙齒不健康、數目量少，會造成體內有害脂肪量變多，而這些有害脂肪會增加發炎反應和血管硬化（見表3-8）。我懷疑他的心血管疾病是因牙周病而起，立刻要他去牙科確認是否患有牙周病。

果然，C先生被確診罹患牙周病，我建議他進行牙周病治療，並且補充輔酶 CoQ_{10}。輔酶 CoQ_{10} 最為人知的功效是有益心臟機能，後來在臨床案例統計上發現使用輔酶 CoQ_{10} 輔助治療心臟病的患者牙齦也跟著變健康了，於是

表 3-8：牙周病對健康帶來的威脅

疾病／現象	說明
心血管疾病	根據一項來自 39 個國家，將近 1 萬 6 千人的研究資料顯示：牙周病的細菌、有害酵素會增進發炎反應，使血管漸漸硬化，增加罹患心臟病、中風等心血管疾病的風險。
阿茲海默症	美國一項研究② 發現牙周病的細菌會刺激大腦中老人斑塊的形成，導致阿茲海默症。
癌症	許多醫學研究顯示牙周病會提升罹患癌症的機率，尤其是食道癌、胃癌、大腸癌、胰臟癌。英國《國立癌症研究所醫學雜誌》③ 一篇研究指出曾在大腸直腸癌的組織裡發現牙周病的細菌。
早產	根據研究牙周病細菌經由血液循環進入胎盤，會造成胎盤感染，羊膜發炎、提早破裂而早產。
類風濕性關節炎	英國利茲生物醫學研究中心的研究人員發現，牙周病的細菌會引發自體免疫反應，到處攻擊，使關節疼痛、腫脹。這表示牙周病是造成類風濕性關節炎的原因之一。
攝護腺炎	2015 年發表於《牙醫學》的研究表示同時有攝護腺炎和牙周病的患者，攝護腺炎所引起的頻尿和排尿疼痛，都在牙周病治療後獲得了解決。

陸陸續續開始有輔酶 CoQ_{10} 和牙周關係的相關實驗研究。

一篇於一九九六年發表的報告①顯示日本的研究發現給予牙周病患者輔酶 Q_{10}，無論劑量的高低（一為一百五十毫克、一為五十毫克），牙齦出血和發炎的症狀都改善許多。

其實，人體會自行製造輔酶 CoQ_{10} 只不過年紀、飲食、壓力、藥物等因素都會加速它的流失，隨著年紀漸長我們體內的含量會越少。我們當然可以透過平日的飲食補充，但對於C先生來說有些緩不濟急，因此我建議他直接食用輔酶 CoQ_{10} 保健食品。

實際效果見證：追蹤至今四年，牙周、心血管都健康

C先生是配合度很高的病人，一確診有牙周病就展開治療，不拖拖拉拉。在專科牙醫牙周病治療、輔酶 CoQ_{10} 的營養補充和調整口腔護理習慣三管齊下之後，C先生的牙周病解決了。持續追蹤至今四年，牙周狀況很好，心血管問題當然也沒有再找上過他！

牙周生病不治療，最後可能全身都是病

「牙周生病不治療，最後可能全身都是病！」不要認為這是危言聳聽！牙周病對健康的影響絕對不只是「刷牙會流血有點討厭」、「太嚴重牙齒會掉光光」如此而已。牙周病是一種細菌感染，若不接受適當的治療，細菌所分泌的有毒物質會從微血管進入到血液系統，並隨著血液循環跑到身體各處，對健康造成無法想像的傷害。

江醫師小講堂

飯前使用漱口水，對牙周病患者效果好

一般我們被教導飯後漱口、刷牙，當然漱口水的使用時機也是在飯後。但根據二〇一〇年的研究，患有輕、中度牙周病的患者在吃飯前使用漱口水效果更好。研究的內容是讓患有輕、中度牙周病患者，在吃蘋果前先用具有抑制細菌的漱口水漱口，結果從血液中蒐集到的細菌量比吃蘋果前沒用漱口水漱口來得明顯少。

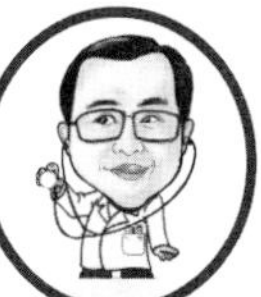

江醫師居家診療室

逆轉牙周病飲食對策

❶**輔酶Q_{10}**：每天補充五十～一百毫克輔酶Q_{10}，可改善牙齦出血和發炎的症狀，避免牙周病惡化。

❷**維生素C**：關於維生素C和牙周病的研究，一份[4]顯示牙周病患者容易出現血液中維生素C水平低的現象。另一份顯示[5]增加維生素C的補充，牙周病患者的病況於六週內獲得改善。因此建議牙周病患者適量補充維生素C。

❸**蜂膠**：一項小型實驗[6]發現，蜂膠有助減少牙菌斑和牙齦發炎。

❹**魚油**：魚油可幫助對抗發炎反應，一份哈佛大學針對美國九千多名成人的研究[7]發現，平日多攝取富含EPA、DHA的魚油，牙周炎罹患率較低。

❺**綠茶**：許多研究[8]皆證實綠茶中的兒茶素能減少口腔壞菌，使口腔環境更好，預防蛀牙、牙周病。

❻**蜂蜜**：純蜂蜜可抑制牙周病菌滋長，對於預防、輔助牙周病治療有幫助。

逆轉牙周病生活對策

❶**定期檢查牙齒**：蛀牙、牙周病等口腔疾病，在初期是沒有明顯症狀的，養成定期檢查牙齒的習慣，可在初步做出診斷和適當的治療。洗牙可能有幫助，但是沒有好的人體試驗支持。

❷**做好口腔護理**：雖然牙周病的成因複雜，但大部分還是口腔衛生習慣不佳所引起，因此想要遠離牙周病的威脅，務必做好口腔護理、正確潔牙。

---

① 《Alternative Medicine Review》，1996;1 /1-7
② 《PLoS One》，2018;13; e0204941
③ 《Journal of the National Cancer Institute》，2018 Jan
④ 《Clinical and Vaccine Immunology》，2003;10:897-902
⑤ 《International Journal for Vitamin and Nutrition Research》，1982; 52: 333-41
⑥ 《Evidence-Based Complementary and Alternative Medicine》，2011; 2011: 750249
⑦ 《Journal of the American Dietetic Association》，2010;10:1669-75
⑧ 《Journal of Indian Society of Periodontology》，2011;15:18-22

10

失眠

找對方法，不必吃藥
也能一夜好眠

C女士長期有失眠的困擾，今年六十八歲的她從五十三歲開始吃安眠藥，她說睡前不吃安眠藥沒有安全感，但就算每天都吃安眠藥，睡眠品質也還是不怎麼好，雖然可以入睡，但似乎都睡得不沉，經常睡睡醒醒。

獨門分析處置：失眠原因很多，但也不排除是褪黑激素缺乏

根據台灣睡眠醫學會二〇一九年的調查，在台灣每十人中就有一人受慢性失眠之苦。一樣是二〇一九年的資料統計，健保署指出國人一整年使用安眠藥的數量是九•二億顆，數字非常驚人！

「透過安眠藥讓自己一夜好眠」目前好像是一種趨勢，但安眠藥帶來的頭暈、噁心、視力模糊、記憶力減退、骨折等副作用（見表3-9），大家必須了解且認真面對。

撇開藥毒不說，失眠經常是其他問題所表現出來的症狀，例如因生活壓力大而失眠、因感情困擾而失眠、因輪班睡眠時間不定而失眠……，最好找出原因加以改善，從根本解決才是正確做法。

可能你會想問：萬一主因複雜難解或者找不到該怎麼辦？我還是建議透過天然食材和生活習慣的輔助，改善失眠狀況。

就像C女士，想不出來造成自己失眠的原因，但因為她已六十八歲，體內褪黑激素分泌量應該不太夠，褪黑激素最主要功能是調控我們的生理時鐘，身體缺少它容易導致睡眠紊亂，因此我建議她睡前一個小時吃兩顆奇異果，補充褪黑激素。

表 3-9：常見安眠藥與其副作用

種類	作用	副作用
苯二氮平類藥物	抑制中樞神經使人產生睡意並可放鬆肌肉	頭暈、早晨嗜睡、記憶力減退；突然停藥會造成焦慮、注意力不集中、疲倦等問題。
非苯二氮平類藥物	抑制中樞神經使人產生睡意	頭昏頭痛、腸胃不適、短暫失憶。
三環抗憂鬱劑	產生睡意	噁心、疲倦、視力模糊。
褪黑素受體致效劑	產生睡意	少數人會頭痛、嗜睡、口乾舌燥。

實際效果見證：吃富含褪黑激素的奇異果，兩個月擺脫失眠

C女士因為怕酸，所以選擇吃果肉是黃色的黃金奇異果，連續吃了兩個月後她主動告知：「我現在已經不吃安眠藥囉！」這真是一個很棒的消息，短短兩個月的時間，C女士就擺脫吃了十五年的安眠藥，並且能一夜好眠。

睡不著看似不是病，但長期失眠不利身心健康

失眠的定義是：難以入睡、睡眠過程中經常醒過來、隔天清晨醒來感到精神不濟（見表3-10）。工作生活有壓力；最近發生讓人興奮的事；有特別擔心的問題；除了睡不好，身體同時也出現其他狀況；吃了比較多具刺激性的食物……，都可能影響睡眠狀況。

從根本解決即可改善失眠品質，但若失眠問題一直持續存在，建議尋求醫師協助，以免長期失眠影響身心健康。

表 3-10：三大失眠類型

失眠類型	主要症狀
入睡困難	需花 30 分鐘甚至更久的時間才能睡著。
持續睡眠困難	時睡時醒，醒來經常超過 30 分鐘以上才能再入睡，甚至就睡不著。
早醒	比預定醒來時間提早 1、2 個小時甚至更多，醒來後經常感到睡不飽，但卻也無法再入睡。

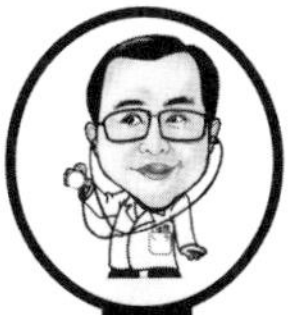

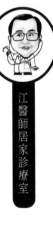

江醫師居家診療室

逆轉失眠飲食對策

❶**鈣、鎂、鋅、硒**：這些礦物質都被證實和睡眠障礙有關，適量補充，可抑制腦神經興奮、安定情緒，對改善入睡困難有幫助。我們可以從南瓜子、杏仁、核桃、穀類、綠色蔬菜、豆腐等食物中補充上述礦物質。

❷**維生素B_3、B_6、C、D**：眾所皆知，維生素B群尤其是B_3、B_6可穩定神經和情緒，對改善失眠有益。而體內缺乏維生素C、D對睡眠有不良影響也獲得了證實。酪梨、瘦肉、鮭魚、鷹嘴豆、蛋黃、綠色蔬菜、奇異果等食物富含上述營養成分，平日多吃有益睡眠品質。

❸**奇異果、櫻桃**：奇異果和櫻桃除了富含維生素C，也含有對睡眠有決定性影響的褪黑激素。幾項實驗結果[2]均顯示這兩種食物可緩解失眠症狀。

❹**乳酸菌優酪乳**：腸胃道健康可以降低焦慮，改善失眠。一項研究證實[3]任何時間喝一百毫升優酪乳比牛奶更可幫助睡得更沉。

❺**高纖食物：**膳食纖維不只幫助腸道消化，也影響睡眠品質。一項小型研究④顯示低纖飲食會使睡眠變淺，讓人整晚時睡時醒，導致隔天精神不濟，而高纖飲食則完全不會有此狀況，且入睡速度也較快。建議平日可以從穀類、蔬果、堅果、菇類食物中攝取膳食纖維。

❻**魚油：**英國牛津大學發表於《睡眠研究期刊》的一項臨床試驗證實有睡眠障礙者體內血液中的DHA含量較低，適量補充魚油增加DHA濃度可擁有較好睡眠品質。

逆轉失眠生活對策

❶**光視法：**中午十二點前，眼睛看天空二十分鐘（不可看太陽），可以大幅增加日夜照度差，使褪黑激素分泌增加，有效的幫助睡眠。

❷**培養良好的睡眠衛生：**規律作息、不強迫自己入睡、在床上只專心睡覺不做其他事、白天不補眠、維持舒適的睡眠環境、下午過後不喝濃茶等刺激性食物、晚餐不大吃大喝、晚餐後減少水分攝取、睡前上廁所等行

為，皆可幫助提升睡眠品質。

❸ **不要點夜燈**：開燈睡覺會影響褪黑激素的分泌，容易使人淺眠。不要在床上看電視（尤其是政論節目）、看手機。窗簾要有遮光層。

❹ **做身心放鬆的活動**：睡前做些溫和讓人身心放鬆的活動，如泡澡、冥想、呼吸運動，放鬆肌肉、放空思緒。

❺ **使用精油**：滴幾滴薰衣草精油在枕頭上，可幫助大腦放鬆，使入睡更容易。

❻ **燈具盡量使用黃光**：家庭用燈盡量使用黃光，避免白光。

---

① 《Asia Pacific Journal of Clinical Nutrition》, 2011;20 (2):169-174、《The Journals of Gerontology, Series A: Biological Sciences and Medical Sciences》, 2010;65:909–14、《American Journal of Therapeutics》, 2018 Mar/Apr;25(2):e194-e201

② 《European Journal of Clinical Nutrition》, 2009;63, 100–105

③ 《Journal of Clinical Sleep Medicine》, 2016;12:19-24

④ Huang LB, J Clin Sleep Med, 2013 Jul

⑤ 《Taehan Kanho Hakhoe Chi》,2016;36:136-43、Explore（NY）,2016;12:427-35

11

潰瘍性結腸炎

腸道菌相好很重要

B女士五十八歲，從兩年多前開始出現腹脹、血便、糞便裡有血塊的狀況，因血便次數日益頻繁，她不敢掉以輕心，因此積極至區域醫院求診。

B女士跑了兩間醫院，做了三次大腸鏡檢查，皆被確診為直腸炎，並開始接受治療。不過持續用藥一年，血便的問題還是存在。

獨門分析處置：從最基本的調整腸道菌叢下手

B女士來找我看診是因為貧血，她第一次到診間報到的時候，整個人看上去有點疲倦。她告訴我自己已經持續血便長達一年的時間，在桃園兩家區域醫院做了三次大腸鏡，每次報告都是大腸炎，雖然有接受藥物治療，但毫無改善。

貧血是潰瘍性結腸炎很常見的腸道外症狀。潰瘍性結腸炎的發生原因至今仍是未定論，一般認為可能受遺傳、自體免疫系統異常、細菌毒素感染、食物過敏、腸道菌叢不平衡、腸道黏膜不健全等影響。

由於患病原因不明，潰瘍性結腸炎的治療方式多是依據臨床症狀的表現去治療，因此多數人就是使用抗發炎藥物緩解大腸長期發炎的狀況，但這方法卻對B女士沒有太大的幫助，於是我建議她可以從最基本的調整腸道菌叢下手。

益生菌在調整腸道內菌叢，緩解腹瀉、脹氣、腹痛等方面的功效是有目共睹且經過無數實驗研究證實的，我建議B小姐每天吃七千五百億菌落數的益生菌，希望藉此改變她的腸道菌叢，重建腸道環境，進而減少發炎。

實際效果見證：採取益生菌處方，三個月後跟血便說掰掰

長時間血便不僅影響生活，心理層面也會受到影響，為此感到困擾的B女士很希望一舉擊敗潰瘍性結腸炎，十分積極配合治療。

我讓她吃兩個禮拜的益生菌後回診，症狀的改善讓她十分開心，血便幾乎看不到了，腹脹的狀況也大幅減輕。之後持續追蹤，到目前為止已經三個月，B女士的潰瘍性結腸炎沒有再復發。益生菌劑量也減低到每天一千五萬菌落數的益生菌。

健康即時通

正本清源，從重建腸道環境下手

潰瘍性結腸炎是因大腸黏膜反覆發炎、潰瘍而起，患病人口多集中在三十歲以下和五十～六十歲，以年輕人為最主要好發族群。

潰瘍性結腸炎有九成以上的病變都是從直腸開始，接著一路往上漫延。因侵犯範圍不同、發炎程度不一，每位患者的臨床症狀也不見得一樣，但一般常見會出現腹痛、腹瀉、血便。有些人症狀來得快去得快，有些人則會持續好幾個月、好幾年。

江醫師小講堂

認識兩種發炎性腸道疾病

潰瘍性結腸炎常見於歐美，亞洲人罹患的比例較低，身在台灣的大家對於它可能感到略為陌生，有些人說不定還是因為安倍晉三罹患此疾病而辭去日本首相一職才知道它。

潰瘍性結腸炎是發炎性腸道疾病的其中一種，和克隆氏症經常被相提並論（見表 3-11）。兩種疾病都可能出現腹痛、腹瀉、血便、發燒的臨床症狀，不過一般而言克隆氏症侵犯的範圍較大、部位也較深。

要特別提醒大家，許多發炎性腸胃道疾病的臨床表現都很類似，若沒有透過

表 3-11：潰瘍性結腸炎與克隆氏症比較表

疾病名稱	潰瘍性結腸炎	克隆氏症
常見臨床表現	腹瀉、腹痛、血便、一直想上廁所、感覺急著想大便卻無法順利排出	腹瀉、腹痛、血便
侵犯範圍	主要在直腸、結腸	整個消化道都有可能被侵犯
侵犯部位	較淺，多在黏膜層	較深，多在腸壁

一段時間的觀察、各種檢查、病理切片等多種線索綜合評估，較可能有誤判的情況。

因此，在未確診之前，大家須要有耐心地與醫師配合。另外，腸道反覆發作罹患大腸癌的風險會提高，這點也要特別注意。

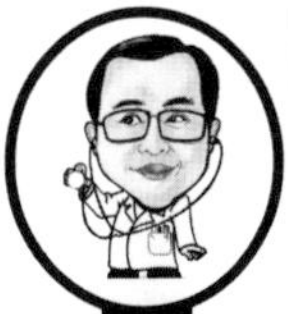

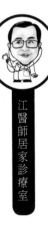

江醫師居家診療室

逆轉潰瘍性結腸炎飲食對策

❶ **膳食纖維**：膳食纖維可幫助腸道黏膜維持健康，減少發炎。早在一九八九年就有研究[1]指出，纖維攝取太少會增加罹患潰瘍性結腸炎的風險。

❷ **益生菌**：益生菌可調節腸道的細菌生態，維護腸道健康，對於結腸炎有治療功效。

❸ **薑黃**：薑黃中所含的薑黃素，具抗氧化、抗發炎功效，可幫助緩解炎症。一項臨床實驗[2]顯示薑黃與藥劑搭配使用，可降低潰瘍性結腸炎的復發率。

❹ **魚油和魚**：魚油和魚中的 omega-3 脂肪酸可減輕潰瘍性結腸炎發炎反應。

❺ **小麥草汁**：一項小型研究[3]證實小麥草之汁可減緩潰瘍性直腸炎患者直腸出血的狀況。

❻ **蘆薈**：蘆薈有抗發炎效果，可緩解潰瘍性結腸炎的症狀。二〇〇四年英國的臨床實驗研究[4]證實了這一點。

逆轉潰瘍性結腸炎生活對策

❶**糖不過量：**高糖飲食壞處多，包括增加罹患潰瘍性結腸炎的機率，英國的《腸胃病》期刊[5]在一九九七年就有相關研究報導。

❷**保持規律作息：**規律的生活，可讓免疫系統穩定，避免病情惡化。

❸**戒掉不良的生活習慣：**抽菸、飲酒過量、吃檳榔等對身體百害而無一益，不利病情控制。

❹**避免攝取特定食物：**有些潰瘍性結腸炎患者對特性食物過敏，例如牛奶，確實避免讓自己腹瀉腹痛的食物，有助穩定病情。另外，研究發現以下食物容易導致大腸炎，宜避免攝取：omega-6油、反式脂肪、麩質、蕎、碾碎的小麥（bulgur wheat）、利馬豆、穀物、朝鮮薊、玉米、巧克力、白飯、馬鈴薯、防風草、大豆、蘿蔔、綠豆。

---

① 《Digestion》, 1989; 44: 217-21
② 《Clinical Gastroenterology and Hepatology》, 4 （2006）, pp. 1502-1506
③ 《Scandinavian Journal of Gastroenterology》, 2002 Apr;37（4）:444-9
④ 《Alimentary Pharmacology & Therapeutics》, 2004 Apr 1;19（7）:739-47
⑤ 《Gut》, 1997;40:754-60

12

骨質疏鬆症

骨折傷害一瞬間，骨頭保健需要提早做

骨鬆被認為是停經婦女的健康大敵，尤其他沒有明顯的症狀，通常是骨折發生了才知道自己已骨鬆，因此許多婦女停經後自然而然會比較留心這個問題。

A女士五十三歲停經後想了解自己的骨頭健康狀態，於是到大醫院進行雙光子骨質密度檢驗，結果讓她大吃一驚，數值是不太理想的負二・〇九（見表3-12）。

她緊張心急地問醫生該怎麼辦？醫生淡定地對她說：「建議開始吃骨鬆的藥物！」

獨門分析處置：補鈣、補D，蜂蜜也不可少

根據健保局的統計，在台灣停經後婦女骨質疏鬆的比例為二十五％，也就是說四名婦人中就有一位罹患骨質疏鬆，而男性的狀況也不如我們想像中的好，每五人中就有一人罹患骨質疏鬆。

許多人都說骨質疏鬆是「沉默的殺手」，默默地悄悄地一點一滴啃蝕著我們的骨頭。我認為骨鬆可怕之處不只是它的安靜無聲，因骨鬆造成骨折之後的影響才是最可怕的。根據統計，因骨鬆造成髖骨骨折的病人有二十～二十五％的人無法獨立行動；五十％的人生活不能自理；十～二十％的人會在第一年死亡。

A女士有「預防骨鬆、避免骨折」的觀念，所以去做了骨質密度檢測，可惜結果不太理想。她來到我的門診，愁容滿面地問我：「江醫師怎麼辦，我一定要吃骨鬆的藥嗎？」

表 3-12：骨質密度檢測數值表

T 值	診斷分類
＞ 1	高骨密度
1 ～ -1	正常
-1 ～ -2.5	骨質不足
≦ -2.5	骨質疏鬆症
≦ -2.5 且曾骨折	嚴重骨質疏鬆症

治療骨鬆的藥主要功效在於抑制破骨細胞（或稱蝕骨細胞）藉此防止骨質流失，但副作用是會食道潰瘍、食道癌、肌肉疼痛，甚至長期食用反而增加非典型骨折風險……。諸如此類的藥物副作用時有所聞，為了避免藥毒、藥害，我建議A女士每天食用維生素D、十八顆乳酸鈣和蜂蜜。

包括《內科醫學雜誌》[1]於二〇一七年刊登的報導在內，有許多醫學實驗研究皆顯示補充維生素D可降低骨質密度的損失。補充鈣預防骨鬆可以說是常識了，國際骨質疏鬆症基金會所發行的雜誌《Calcified Tissue International》和《臨床內分泌代謝雜誌》，也都分別於一九九〇年、一九九八年發表了補充鈣可降低骨質損失、預防骨鬆的研究報告。至於蜂蜜對減少骨質流失的幫助，近年在日本和馬來西亞的實驗中皆獲得證實。

實際效果見證：三個月就看見骨頭強壯的具體成效

A女士一開始看到自己的骨質密度檢測報告，吃驚之餘是有點不能接受的，因此她很努力與我配合治療，每天該吃的營養品一定不會漏。認真吃了三個月後她又再進行了一次骨質密度檢測，檢測出來的數值是負一．六，這表示她骨質不足的問題獲得了明顯的改善。

江醫師小講堂

全身震動訓練，增強身體平衡感與骨密度

雖然骨折不是老人的專利，但不可否認老人骨折後的治療、重建、癒合都相對困難許多。

許多人以為骨骼變差是老人骨折的原因，其實根據統計跌倒才是元兇。近年來有一種新式的訓練模式名為「全身振動訓練」，可幫助降低跌倒風險，我很推薦老年人試試。全身振動訓練的進行很簡單，只需要站、坐或躺在振動平台上，讓機器刺激肌肉的收縮即可（見圖3-15）。

雖然骨折不是老人的專利，但不可否認老人骨折後的治療、重建、癒合都相對困難許多。

根據《J Athl Train》②、《J Bone Miner Res》③所刊登的研究顯示，老年人進行一段時間的全身振動訓練之後，骨頭的密度和強度獲得改善，平衡感也比之前更好，當然滑倒、絆倒、跌倒的風險就降低了。

圖 3-15：全身振動訓練圖

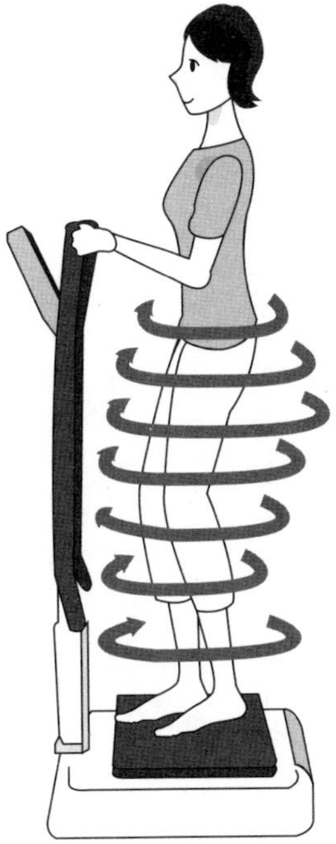

全身振動訓練的進行很簡單，只需要站、坐或躺在振動平台上，讓機器刺激肌肉的收縮即可。

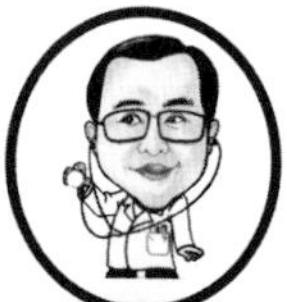

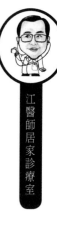

江醫師居家診療室

逆轉骨折飲食對策

❶鈣：鈣是組成骨骼的重要成分之一，攝取足夠鈣質，可促進骨骼的生成，預防骨鬆。牛奶、起司、豆腐、堅果、綠色蔬菜中都含有豐富鈣質。成人鈣質每日建議攝取量是一千毫克，特別提醒人體每次吸收鈣不會超過五百毫克，所以鈣的攝取要分批補充。

❷維生素D：維生素D能讓鈣、磷被人體有效吸收、利用，使骨骼更強壯，因此補充鈣之餘一定也要記得補充維生素D。

❸維生素K_2：經醫學研究證實維生素K_2可增加骨質密度，降低因骨鬆而發生骨折的風險，納豆、蛋黃、乳酪等都含有維生素K_2，最建議多吃納豆。

❹鋅：微量元素鋅，也是構成骨骼組織時不可缺少的成分，可從牡蠣和蝦等海鮮類、蛋黃、肝臟等食物中攝取。

❺**鎂**：鎂與造骨功能關係密切，足量攝取有助強健骨骼，防止骨鬆，可從黑巧克力、堅果、香蕉、酪梨等食物中攝取。

❻**大豆異黃酮**：多項研究皆證實大豆異黃酮可減少骨質流失，可幫助預防骨鬆。一項追蹤期為四・五年的研究報告指出④停經婦女每日攝取足量含大豆蛋白的製品（大豆異黃酮含量大於六十・二七毫克），可降低髖骨骨折發生率。

❼**蜂蜜**：蜂蜜可抑制細胞破壞骨頭組織，減少造骨細胞自我凋亡，減少骨質流失，預防骨骼老化。

❽**魚和魚油**：魚和魚油富有助幫助維持骨密度，預防骨質疏鬆。《美國臨床營養學期刊》一篇為期四年的研究⑤指出每週吃三次以上魚的老人，骨密度明顯比不吃魚的人高。

❾**洋蔥**：研究⑥發現洋蔥可抑制破骨細胞的活性，減少骨質流失，也可促進骨頭膠原合成，適量食用對預防骨鬆、避免骨折有益。

逆轉骨折生活對策

❶**維持運動習慣**：健走、慢跑、爬樓梯、爬山等承受身體重量的運動可刺激骨骼的反應，幫助生成骨質，有助於預防骨鬆。另外運動還能訓練肌力、平衡感，有益於避免骨折發生。但是只有運動不補充鈣，會惡化骨質疏鬆症。

❷**戒菸**：香菸對身體可說是百害而無一利，二〇一一年的《BONE》明確指出每天抽一包菸，罹患骨鬆風險增加六十%。

❸**避免飲酒過量**：專門探討酒精和營養學的期刊⑦，皆有研究指出每天兩份酒容易骨鬆。

❹**每天保持好心情**：許多人都相信「心情能影響病情」，沒想到就連骨鬆這個疾病也是一樣呢！二〇一四年的一篇報導⑧指出多項研究皆證實正面積極的生活態度和情緒有助於保持骨密度水平。

❺**限制鹽的攝取**：鹽分攝取太多會造成體內鈣質大量流失，導致骨質疏鬆

症，提高骨折風險，因此平日飲食要控制鹽分的攝取。

① 《Journal of Internal Medicine》，2016 Dec;117（6）:697-702.e1.
② 《Journal of Athletic Training》，2018 Apr;53(4):355-363
③ 《Journal of Bone and Mineral Research》，2004;19:352–9
④ 《Arch Intern Med》，2005;165:1890–1895
⑤ 《American Journal of Clinical Nutrition》，2001 Mar
⑥ 《Journal of Agricultural and Food Chemistry》，2005、《British Journal of Nutrition》，2005 Nov
⑦ 《Alcoholism Clinical and Experimental Research》，2010;34:869-75、《American Journal of Clinical Nutrition》，2009;89:1188-96
⑧ 《Psychosomatic Medicine》，2014;76:709-15

2022增訂

做好與病毒共存的準備！

Q：打疫苗也會感染，那意義是？還沒打的人需要打？

A：坦白說，目前疫苗的設計不盡如人意，防感染效果不怎麼理想，保護力維持時間也不太久。但即便如此，接種疫苗還是可以降低重症和死亡率，因此一般認為的高風險族群：六十五歲以上老年人、洗腎以及患有心臟病、糖尿病、高血壓、慢性肝炎等慢性病患者，還是建議施打疫苗。目前台灣已經接種到三劑，所以第三劑沒打的可以考慮補上。

另外，已經打了二劑，但二劑都是AZ的人，我也建議要去打第三劑。Omicron變種病毒有很強的免疫逃脫能力，也就是疫苗抗性，而研究證實當AZ碰到Omicron時幾乎是沒有抵抗力，AZ對Omicron的保護力可以說是零。不僅如此，還有明顯的「疫苗增強免疫效應」現象，即施打AZ的人更容易感染Omicron。因此前兩劑打的是AZ的人，我建議一定要去接種第三劑，當然第三劑的選擇不應再是AZ，以mRAN疫苗（莫德納或BNT）為佳。

Q：快篩 COVID-19 陽性，我該怎麼做？

A：目前看來 COVID-19 快篩陽性有九成的機率就是確診，當快篩結果是陽性建議就把自己當作確診者。在生活上除了配合政府政策進行必要措施，如不離開房間、填寫疫調單，並密切觀察自己的症狀外，也建議大家多補充維生素D、魚油和蜂膠，已有研究顯示這三項保健品有助於降低確診者的重症率和死亡率。

Q：居家應該準備哪些相關藥品（或保健品）比較好？應用的時機分別是？

A：對我來說，無論準備的是藥品或保健品，必須具降低感染或預防重症的效果才有意義。

這陣子新聞報導經常提到有人搶購退燒藥，但我們可以從所有數據得知：感染 COVID-19 的案例中沒有人是因為單純發高燒而死亡，相關醫學研究報告也指出，退燒無法縮短或減緩 COVID-19 的感染病程。而萬一病況迅速惡化，我們在藥局買得到的藥也無法發揮作用，立刻就醫才是最佳處理方式。有鑑於此，我認為搶購囤積藥物是沒必要的。

不過，若家中有小孩還是需要準備退燒藥，我們會擔心擁有「熱痙攣」體質的小孩，在染疫後高燒不退可能會出現抽筋現象。

至於保健品的部分，經研究證實能提升免疫力、幫助降低確診者重症率與死亡率的維生素 D、魚油和蜂膠、益生菌是不錯的選擇。一般狀況下，保健品的補充依個人體質按專家建議即可，若已染疫，我建議維生素 D 每日攝取至少六千 IU、魚油每日約莫兩公克、蜂膠產品因各品牌類黃酮素含量差異甚大無法量化，但類黃酮素含量越高者品質越好，營養價值也越高。

Q：哪些地方比較容易傳播病毒？

A：新冠肺炎在全球肆虐至今已兩年多，除了面對面正常說話會造成病毒的傳播，無論透過研究或是感染案例都顯示，不能忽視氣溶膠傳染的風險。

所謂氣溶膠傳染，指的就是病毒可以附著在極小的微粒上，在空氣中長時間、長距離的飄移。因此室內密閉空間、無法保持安全距離、需要脫口罩，當這三個條件一起發生的時候，就需要擔心病毒的傳播，舉例來說在室內餐廳吃飯就是很標準的例子，最好要避免。沖廁所蓋上馬桶蓋，也可以減低跨樓層的病毒擴散。

Q：飲食防疫有用嗎？該怎麼做？

A：在群聚的案例中，偶有染疫者問：「都一樣洗手、戴口罩，為什麼別人沒事我卻中獎？」我想染疫者應該是忽略了增強自己的免疫力。良好的免疫力是對抗疾病的基礎，飲食防疫不僅有用而且重要。除了均衡飲食，有兩點要特別強調，一是補充足夠優質蛋白，二是避免食用精緻糖。我們知道對抗病毒的抗體需要蛋白質合成，蛋白質缺乏就無法製造抗體，而精緻糖則會降低白血球的吞噬力長達五小時之久，因此若蛋白質吃太少精緻糖又吃一堆，我們的免疫力怎麼會好呢?!

防疫期間強化自身免疫力是抗疫基礎和關鍵，提醒大家防疫工作不要做一半，打了疫苗也別忘攝取足夠營養，增強自身的免疫力。

生病一定要吃藥嗎？
逆轉慢性病，不藥而癒【2022 增訂版】

作　　者：江守山
插　　畫：蔡靜玫
特約編輯：黃信瑜、呂芝萍、呂芝怡
圖文整合：洪祥閔

責任編輯：何　喬
社　　長：洪美華

出　　版：幸福綠光股份有限公司
地　　址：台北市杭州南路一段 63 號 9 樓
電　　話：(02)23925338
傳　　真：(02)23925380
網　　址：www.thirdnature.com.tw
E-mail：reader@thirdnature.com.tw

印　　製：中原造像股份有限公司
二版 2 刷：2023 年 11 月
郵撥帳號：50130123 幸福綠光股份有限公司
定　　價：新台幣 350 元（平裝）

ISBN 978-626-9570-97-3

總經銷：聯合發行股份有限公司
新北市新店區寶橋路 235 巷 6 弄 6 號 2 樓
電話：(02)29178022 傳真：(02)29156275

國家圖書館出版品預行編目資料

生病一定要吃藥嗎？ 逆轉慢性病，不藥而癒 / 江守山著 .
-- 二版 . -- 臺北市 : 幸福綠光，
2022.06
面；　公分
ISBN 978-626-9570-97-3 (平裝)
1. 預防醫學 2. 疾病防制 3. 慢性疾病 4. 保健常識
412.5　　　111006451